Nitin Sharma
Priyabrata Jena
Praveen Mishra

Infecções Odontogénicas: Microbiologia e suscetibilidade aos antibióticos

Nitin Sharma
Priyabrata Jena
Praveen Mishra

Infecções Odontogénicas: Microbiologia e suscetibilidade aos antibióticos

A crise emergente da resistência aos antibióticos

ScienciaScripts

Imprint

Cover image: www.ingimage.com

This book is a translation from the original published under ISBN 978-620-2-07646-3.

Publisher:
Sciencia Scripts
is a trademark of
Dodo Books Indian Ocean Ltd. and OmniScriptum S.R.L publishing group

120 High Road, East Finchley, London, N2 9ED, United Kingdom
Str. Armeneasca 28/1, office 1, Chisinau MD-2012, Republic of Moldova, Europe
Printed at: see last page
ISBN: 978-620-7-93316-7

ÍNDICE DE CONTEÚDOS

LISTA DE ABREVIATURAS

S. NO.	ABBREVIATION	DESCRIPTION
1.	AST	Antimicrobial Susceptibility Test
2.	MIC	Minimum Inhibitory Concentration
3.	SMG	Streptococcus Milleri Group
4.	NOS	Not Otherwise Specified
5.	CLSI	Clinical Laboratory Standards Institute
6.	IBM	International Business Machine
7.	SAS	Statistical Analyzing System
8.	SPSS	Statistical Product and Service Solutions
9.	NS	Not Significant
10.	MSR	Methionine Sulfoxide Reductase
11.	ERM	Enzymatic Ribosomal Modification
12.	PBP	Penicillin Binding Protein
13.	MSSA	Methicillin Sensitive Staphylococcus Aureus
14.	TEM	Temoneira
15.	SHV	Sulfhydryl Variable
16.	PSE	Pseudomonas Aeruginosa
17.	OXA	Oxacillin Hydrolyzing Capabilities
18.	QNR	Quinolone Resistance
19.	RNA	Ribonucleic Acid
20.	DNA	Deoxyribonucleic Acid
21.	Tc	Tetracycline
22.	Tet	Tetracycline
23.	GTP	Guanosine Triphosphate
24.	MEF	Macrolide Efflux
25.	CDC	Centre of Disease Control

CAPÍTULO 1. INTRODUÇÃO

As infecções orofaciais têm atormentado a humanidade desde que a nossa espécie existe. A maioria destas infecções é de origem odontogénica e constitui um dos processos infecciosos mais frequentes conhecidos tanto na antiguidade como na prática de saúde atual.[1] Embora a incidência de infecções odontogénicas tenha diminuído nos últimos anos em resultado de melhorias nos cuidados de saúde orodentária e geral, não existem dados específicos sobre a sua incidência na população em geral.[2]

A bacteriologia da infeção orofacial foi amplamente estudada e foram isoladas várias formas de microrganismos aeróbios e anaeróbios que reflectem a flora oral normal.[3] Uma vez que a boca é um importante portal de entrada no corpo, também proporciona acesso a uma grande variedade de micróbios aeróbicos e anaeróbicos. A saliva pode conter até 109 x 10^9 bactérias por mililitro. Existem cerca de 21 géneros de bactérias, incluindo cerca de 60 espécies na cavidade oral. Cerca de 200 espécies podem ser isoladas apenas da placa dentária. Podem ser isolados diferentes tipos de bactérias da cavidade oral, incluindo *Streptococci, Staphylococci, Cornybacteria, E.coli, Neisseria, Lactobacilli, Veillonella* e *Colliforms*[4]

As infecções causadas apenas por bactérias aeróbias representam provavelmente 5% de todas as infecções odontogénicas. As infecções causadas apenas por bactérias anaeróbias constituem cerca de 35% das infecções. As infecções causadas tanto por bactérias anaeróbias como por bactérias aeróbias constituem cerca de 60% de todas as infecções odontogénicas. As bactérias anaeróbias que causam infecções incluem uma variedade ainda maior de espécies. No entanto, predominam dois grupos principais: os cocos anaeróbios gram positivos representam cerca de um terço das bactérias. Estes cocos são *Streptococcus* anaeróbios e *Peptostreptococcus.* Os bastonetes grampositivos *Eubacterium* e *Lactobacillus* são os organismos mais frequentemente encontrados neste grupo. Os bastonetes anaeróbios gram-negativos são cultivados em cerca de metade das infecções. As *Prevotella* e *Porphyromonas (anteriormente Bacteroides')* spp. representam cerca de 75% destas infecções, e os organismos *Fusobacterium* representam 25%. Entre as bactérias anaeróbias, vários cocos gram-positivos (ou seja, *Streptococcus* e *Peptostreptococcus* spp. anaeróbios) e bastonetes gram-negativos (ou seja, *Prevotella* e *Fusobacterium* spp.) desempenham um papel patogénico mais importante.[5]

De facto, as infecções polimicrobianas são frequentemente encontradas e, em alguns casos, foram isoladas até 6 espécies diferentes. Muitos dos organismos isolados das amostras parecem não desempenhar qualquer papel patogénico relevante, embora a sua presença sugira que poderiam colaborar no processo infecioso fornecendo nutrientes ou factores de crescimento, criando condições de pH favoráveis ou simplesmente antagonizando outros microrganismos.[2]

A maioria das infecções odontogénicas surge como sequela da necrose pulpar causada por cáries, traumatismos, periodontite, etc. Vão desde abcessos periapicais a infecções superficiais e profundas no pescoço. Algumas resolvem-se com poucas consequências, outras conduzem a infecções graves da região da cabeça e do pescoço. Foram também comunicadas complicações como osteomielite, obstrução das vias respiratórias, infecções da bainha carotídea, sinusite, septicemia, meningite, abcesso cerebral, trombose do seio cavernoso, mediastinite e focos metastáticos distantes de infecções. Esta situação exige esforços deliberados e atempados para estabelecer o desbridamento mecânico e a drenagem, bem como uma terapêutica antibiótica adequada.[6]

Vivemos, de facto, na "era dos antibióticos". Começando com os primeiros trabalhos de Sir Alexander Fleming em 1929, quando a penicilina se tornou o primeiro "medicamento milagroso", foram salvas inúmeras vidas de flagelos como a pneumonia, a sépsis de feridas e a bacteriemia. Os dentistas beneficiaram muito com a descoberta da penicilina porque a maioria das infecções orofaciais são causadas por microrganismos sensíveis à penicilina. A grave epidemia de infecções estafilocócicas resistentes à penicilina das décadas de 1950 e 1960 foi finalmente resolvida com o desenvolvimento dos antibióticos semi-sintéticos. O ambiente microbiológico foi poluído com bactérias resistentes a muitos antibióticos. Esta alteração da sensibilidade aos antibióticos é atualmente o resultado esperado da utilização generalizada de antibióticos. O risco para o doente individual de uma única prescrição de antibiótico é pequeno, mas a alteração da flora bacteriana representa um risco presente e futuro para a comunidade.[1]

Existe uma preocupação generalizada com a utilização excessiva de antibióticos e com o aparecimento de estirpes bacterianas resistentes. A utilização de antibióticos na prática dentária é caracterizada por uma série de particularidades. Na prática, a prescrição de antibióticos em medicina dentária é geralmente empírica: ou seja, o clínico não conhece o organismo responsável, uma vez que os testes de cultura não são habitualmente efectuados. Como resultado, os antibióticos de largo espetro são normalmente utilizados e o desenvolvimento de resistência dos microrganismos orais aumentou. Por exemplo, os microrganismos produtores de β-lactamase são isolados de doentes tratados com antibióticos β-lactâmicos. Foi também relatado um exemplo semelhante de resistência do Streptococcus viridans (que é um agente patogénico frequentemente isolado em infecções dentárias) aos macrólidos, à penicilina e à clindamicina.[7]

A resistência aos antibióticos é cada vez mais comum entre os agentes patogénicos humanos importantes. Embora o(s) mecanismo(s) de resistência varie(m) de agente para agente, normalmente envolve(m) um ou mais dos seguintes factores

1. Degradação ou modificação enzimática dos agentes antimicrobianos.

2. Diminuição da absorção ou acumulação do agente antimicrobiano.

3. Alvo antimicrobiano alterado.

4. Contornar as consequências da ação antimicrobiana.

5. Desacoplamento das interacções agente antimicrobiano - alvo e efeitos subsequentes no metabolismo bacteriano.

6. Qualquer combinação dos mecanismos 1 a 5.[8]

Com a introdução de uma variedade de antimicrobianos, tornou-se necessário efetuar o teste de suscetibilidade antimicrobiana como rotina. Para tal, permitiu-se que o antimicrobiano contido num reservatório se difundisse para o meio e interagisse numa placa recentemente semeada com os organismos de teste. Atualmente, ainda se utiliza uma variedade de reservatórios contendo antimicrobianos, mas o disco de papel absorvente impregnado de antimicrobianos é, de longe, o tipo mais comum utilizado. O método de difusão em disco de AST (Kirby Bauer) é o método mais prático e continua a ser o método de eleição para o laboratório médio. A automatização pode forçar o método a sair do laboratório de diagnóstico, mas neste país, bem como nos laboratórios mais pequenos, mesmo nos países mais avançados, será certamente o teste microbiológico mais comummente efectuado durante muitos anos. É, por conseguinte, imperativo que os microbiologistas compreendam bem os princípios do teste e continuem a atualizar a informação sempre que necessário. Todas as técnicas envolvem a difusão do agente antimicrobiano em ágar ou a diluição do antibiótico em ágar ou caldo. Mesmo as técnicas automatizadas são variações dos métodos acima referidos.[9]

O tratamento com antibióticos é necessário na maioria dos pacientes com processos infecciosos odontogénicos. O objetivo do presente estudo é determinar quais os antibióticos que devem ser prescritos em primeiro lugar em pacientes com infeção odontogénica e estabelecer se estão indicados diferentes regimes antibióticos de acordo com os microrganismos envolvidos. O estudo também compara os resultados com a literatura já disponível sobre a suscetibilidade aos antibióticos em várias infecções odontogénicas.

CAPÍTULO 2. FINALIDADES E OBJECTIVOS

1. Quantificar o papel dos organismos aeróbios e anaeróbios na causa das infecções odontogénicas.

2. Comparar a suscetibilidade de vários medicamentos antimicrobianos contra microrganismos anaeróbios e aeróbios de origem odontogénica.

3. Selecionar a combinação eficaz de medicamentos para o tratamento de infecções odontogénicas.

4. Avaliar a resistência aos antibióticos na população estudada.

CAPÍTULO 3. REVISÃO DA LITERATURA

Robert J. Fass (1973) efectuou um estudo para verificar a eficácia da *clindamicina* no tratamento de infecções anaeróbias graves. No seu estudo, dezanove doentes adultos com infecções anaeróbias graves foram tratados com 1,2 a 2,7 g/dia de *clindamicina* parentérica. Cinco receberam antibióticos aminoglicosídeos concomitantemente devido a uma infeção mista com bacilos aeróbicos Gram-negativos e 15 foram submetidos a procedimentos cirúrgicos terapêuticos. Os resultados indicaram que *a clindamicina* foi bem tolerada e geralmente não tóxica, devendo ser considerada um antibiótico primário para o tratamento de infecções anaeróbias.[10]

Gabrielson ML (1975) realizou culturas e testes de sensibilidade aos antibióticos em 84 pacientes com diagnóstico de infecções odontogénicas. Concluiu-se que os antibióticos abaixo da penicilina eram menos úteis no tratamento antibiótico inicial das infecções odontogénicas. *O cloranfenicol* foi eficaz contra todos os microrganismos isolados durante esta investigação, mas a sua utilização deve ser ponderada com base no julgamento clínico. *A eritromicina* deve ser considerada como um substituto da penicilina como o fármaco preferido no tratamento inicial das infecções odontogénicas, com base na sua elevada taxa de eficácia e na ausência de manifestações alérgicas potencialmente graves ou de outras manifestações adversas.[11]

Hunt DE et al (1978) realizaram um estudo no qual exsudados de infecções bacterianas de tecidos moles orais foram cultivados e testados quanto à suscetibilidade a antibióticos. De 74 espécimes testados, 68 eram cultiváveis em ágar sangue; 56 dos exsudados cultiváveis eram culturas puras e 12 eram culturas mistas. Os estreptococos e os estafilococos representaram 57% e 34%, respetivamente, das culturas puras. As bactérias anaeróbias foram encontradas em quase 15% dos exsudados de cultura pura. Os organismos Gram negativos representaram cerca de 4% das culturas puras. Praticamente todas as culturas estreptocócicas puras e mistas eram sensíveis ou moderadamente susceptíveis à *ampicilina,* à *cefalotina* e à *penicilina;* no entanto, aproximadamente 50% dos isolados estreptocócicos e estafilocócicos eram resistentes ao *cloridrato de demeclociclina* e à *eritromicina.*[12]

Kannangara DW (1980) estudou os aspectos microbiológicos e terapêuticos de sessenta e um casos de infeção dentária piogénica através da utilização de métodos modernos de cultura de anaeróbios. Quarenta e cinco (74%) pacientes tinham infecções anaeróbias. Entre eles, dezoito (29,5%) tinham *Bacteroides fragilis,* dos quais seis eram resistentes à penicilina a 16 microgramas/ml mas todos eram susceptíveis à *Clindamicina* a menos de 2 microgramas/ml. De vinte e cinco doentes tratados com 4 a 20 milhões de unidades de penicilina por dia, vinte ficaram curados e não sofreram recaídas. Os cinco doentes em que o tratamento falhou tinham fracturas mandibulares infectadas com *B. fragilis.* Dos dez doentes tratados com *Clindamicina* (600 mg. por via intravenosa de 6 em 6 horas), que incluíam cinco doentes com infecções por *B. fragilis*, todos ficaram curados. A presença de *B. fragilis* em infecções dentárias não foi reconhecida. As infecções dentárias associadas a fracturas mandibulares que não respondem à terapêutica convencional com penicilina devem ser rotineiramente submetidas a culturas para *B. fragilis.*[13]

A. Heimdahl (1985) realizou um estudo sobre o aspeto clínico das infecções orofaciais de origem odontogénica em relação aos resultados microbiológicos. No seu estudo, foi isolado um total de 174 estirpes bacterianas anaeróbias e 22 aeróbias. Os bastonetes gramnegativos anaeróbios foram isolados mais frequentemente dos doentes com infecções graves do que dos doentes com infecções consideradas ligeiras. A ocorrência de *Fusobacterium nucleatum* pareceu estar especialmente associada à gravidade das infecções. A resistência à *penicilina* entre os anaeróbios foi raramente encontrada, enquanto a resistência à *eritromicina* foi um achado comum. Todas as bactérias aeróbias e anaeróbias eram susceptíveis à *clindamicina* e todas as bactérias anaeróbias obrigatórias eram susceptíveis aos *nitroimidazóis.*[14]

Gilmore WC et al (1988), num ensaio prospetivo e em dupla ocultação, compararam *a penicilina* e *a clindamicina* no tratamento de infecções orofaciais moderadas a graves de origem odontogénica, que produziam pus na aspiração. Os resultados bacteriológicos revelaram uma média de 6,1 organismos por cultura (2,5 aeróbios e 3,6 anaeróbios). As taxas de resistência dos isolados anaeróbios foram de 8,9% à *penicilina* e de 1,9% à *clindamicina.* Concluiu-se que *a Penicilina* e *a Clindamicina* produzem bons resultados semelhantes no tratamento da infeção odontogénica quando a taxa de resistência à *Penicilina* entre as bactérias anaeróbias orais se encontra a um nível relativamente baixo.[15]

Mangundjaja S, Hardjawinata K (1990) realizaram um estudo com 106 pacientes, com idades compreendidas entre os 14 e os 70 anos, com abcessos faciais ou orais agudos com origem numa fonte odontogénica. A maioria dos doentes apresentava uma infeção bacteriana mista; foram identificados 385 isolados, 167 aeróbios e 218 anaeróbios. Os aeróbios mais comuns foram *Staphylococcus Aureus* (em 58 pacientes), *Staphylococcus Epidermidis* (em

47), e *Staphylococcus Viridans* (em 32); os anaeróbios mais comuns foram espécies de *Peptococcus* (em 76), *Bacteroides* (em 38), e *Peptostreptococcus* (em 33). Nenhum isolado era resistente à *clindamicina;* nove de 126 aeróbios e seis de 160 anaeróbios eram resistentes à *ampicilina.* Conclui-se que *a clindamicina* é um antibiótico alternativo seguro e eficaz no tratamento de infecções odontogénicas.[16]

L. Von Konow (1992) efectuou uma comparação entre *a Clindamicina* e a *Fenoximetilpenicilina* no tratamento de infecções orofaciais agudas em 60 pacientes. 30 doentes receberam *Clindamicina* 150 mg de 6 em 6 horas durante sete dias e 30 receberam *Fenoximetilpenicilina* 1 g de 12 em 12 horas durante sete dias. Das 60 amostras microbiológicas, 23 revelaram apenas bactérias anaeróbias, 34 bactérias anaeróbias e aeróbias, duas apenas bactérias aeróbias e uma não registou crescimento. Os resultados apoiam a utilização continuada da *penicilina* para o tratamento de infecções orofaciais, sendo *a clindamicina* uma alternativa eficaz.[17]

Sunardi Mangundjaja (1996) realizou um estudo de 7 dias para comparar a *Clindamicina* isolada com a *Clindamicina* mais *Ibuprofeno* para infecções odontogénicas.

Os doentes foram tratados com 150 mg de *Clindamicina* mais 600 mg de *Ibuprofeno* quatro vezes por dia ou 150 mg de *Clindamicina* apenas quatro vezes por dia (dose diária total: 600 mg de *Clindamicina* e 2400 mg de *Ibuprofeno).* Os doentes tratados com *Clindamicina* mais *Ibuprofeno* apresentaram menos eritema, inchaço e trismo mais cedo do que os doentes tratados apenas com *Clindamicina.* Todos os doentes tinham mais do que um microrganismo isolado do seu abcesso; 75,3% estavam infectados com *Staphylococcus Aureus,* 42,7% com *Streptococcus Viridans* e 2,7% com *Staphylococcus Haemolyticus.* Os anaeróbios mais comuns foram as espécies *Peptococcus* (55,3%), os *bastonetes Gram-positivos* (46,0%), as espécies *Peptostreptococcus* (34,0%) e *os bastonetes Gram-negativos* (24,7%).[18]

Lee SC (1997) realizou um estudo clínico sobre as infecções do espaço fascial da região oral e maxilofacial durante 5 anos. A causa mais frequente de infeção oral e maxilofacial encontrada foi a odontogénica 68% e em 23% dos pacientes com sinais e sintomas agravados após a extração de dentes. O espaço fascial mais frequentemente envolvido foi o espaço bucal 36,1%, seguido do espaço submandibular 12,3% e 3 casos de angina de Ludwig. Os organismos mais causais isolados das culturas de pus foram os *estreptococos* do grupo 51,1%.[19]

Aura Lucía Leal (1997) efectuou um estudo de suscetibilidade aos antibióticos do *Streptococcus pneumoniae* que colonizava a nasofaringe de crianças colombianas com pneumonia. Este estudo examinou os padrões de suscetibilidade aos antibióticos do *S. pneumoniae* que tinha colonizado o trato respiratório superior de 272 crianças hospitalizadas por pneumonia.

S .pneumoniae foi isolado de 114 doentes (42%). Registou-se uma diminuição da suscetibilidade à *penicilina* em 19 isolados (17%), com 12 (11%) a apresentarem um nível intermédio de sensibilidade e 7 (6%) a revelarem uma resistência total. Apenas 1 dos 19 isolados resistentes à *penicilina* apresentou também resistência à *ceftriaxona*. Verificou-se uma diminuição da sensibilidade à *eritromicina* em 3 isolados (3%), ao *cloranfenicol* em 6 (5%) e ao *cotrimoxazol (trimetoprim + sulfametoxazol)* em 46 (40%). A resistência a múltiplos fármacos foi encontrada em 7 isolados (6%).[20]

Vigil GV et al (1997) isolaram microrganismos dos tecidos perirradiculares de 28 casos endodônticos refractários. As bactérias isoladas destas lesões foram identificadas e depois testadas quanto à sua sensibilidade antibiótica a um painel de antibióticos comuns. As amostras de tecido periapical de 22 das 28 lesões (79%) continham microrganismos. Dos 22 casos com culturas de crescimento positivas, 15 eram polimicrobianos e 7 eram isolados de uma única espécie. Foram recuperadas 53 espécies diferentes: 29 anaeróbios, 19 anaeróbios facultativos e 5 aeróbios. Os micróbios foram observados à microscopia ótica apenas num caso. Os organismos mais comuns isolados foram *Propionibacterium Acnes, Staphylococcus Epidermidis, Streptococcus Intermedius, Wolinella Reta,* espécies de *Fusobacterium* e espécies de *Clostridium*. Os resultados da suscetibilidade aos antibióticos não revelaram qualquer evidência clara de resistência significativa aos antibióticos entre as espécies testadas. Os autores concluíram que os resultados deste estudo parecem corroborar estudos anteriores relativamente à população microbiana de lesões periapicais refractárias à endodontia não cirúrgica.[21]

Graham J Roberts (1998) avaliou a prevalência e a intensidade da bacteriémia de origem dentária em 207 crianças. Os isolados bacterianos eram susceptíveis à maior parte dos antibióticos recomendados para a profilaxia antibiótica, mas *a eritromicina, a gentamicina, a penicilina G* e *a teicoplanina* tinham uma eficácia de apenas 80% (ou menos), enquanto *a clorexidina, a amoxicilina, a clindamicina* e *a vancomicina* tinham uma eficácia entre 92 e 100%.[22]

CF Adriaenssen (1998) comparou a eficácia, a segurança e a tolerabilidade da *Azitromicina* e do *Co-Amoxiclav* no tratamento de abcessos periapicais agudos. *A azitromicina* foi administrada sob a forma de um comprimido de 500 mg, por via oral, uma vez por dia, durante 3 dias, e *o co-amoxiclav* sob a forma de uma cápsula de 625 mg, três vezes por dia, durante 5-10 dias. O sucesso clínico global (cura mais melhoria) foi observado em 131/144 (91%) doentes avaliáveis que receberam *Azitromicina* e em 142/148 (96%) que receberam *Co-Amoxiclav*, mostrando que não houve diferença significativa entre os dois grupos na incidência ou gravidade dos acontecimentos adversos ou no número de descontinuações devido a acontecimentos adversos.[23]

George K Sandor (1998), no seu estudo, concluiu que as infecções odontogénicas são tipicamente polimicrobianas; no entanto, os anaeróbios geralmente ultrapassam os aeróbios em pelo menos quatro vezes. Historicamente, *as penicilinas* têm sido utilizadas como terapia de primeira linha nestes casos, mas as taxas crescentes de resistência reduziram a sua utilidade. A resistência bacteriana a esta classe de agentes é conseguida predominantemente através da produção de β-lactamases. *A clindamicina,* devido ao seu amplo espetro de atividade e resistência à degradação da β-lactamase, é uma terapia de primeira linha atractiva no tratamento de infecções odontogénicas.[24]

Tomoari Kuriyama (2000) estudou as características bacteriológicas e a suscetibilidade antimicrobiana em isolados de infecções odontogénicas orofaciais. Foram examinadas a bacteriologia e a suscetibilidade antimicrobiana dos principais agentes patogénicos em 163 pacientes com infecções odontogénicas orofaciais a sete antibióticos. A infeção mista de anaeróbios estritos com anaeróbios facultativos (especialmente *Estreptococos Viridans*) foi observada mais frequentemente em infecções dentoalveolares, periodontite e pericoronite.

A penicilina (Penicilina G) foi eficaz contra quase todos os agentes patogénicos, embora não tenha funcionado bem contra a *Prevotella* β-lactamase-positiva. *O cefmetazol* foi eficaz contra todos os agentes patogénicos testados. *A eritromicina* foi ineficaz contra os *estreptococos Viridans* e a maioria dos *Fusobacterium. A clindamicina* exerceu uma forte atividade antimicrobiana sobre os anaeróbios. A minociclina foi eficaz contra quase todos os agentes patogénicos testados. A atividade antimicrobiana da *levofloxacina* contra os *estreptococos viridans* não foi forte.[25]

Eick S et al (2000) realizaram um estudo para isolar e identificar as espécies aeróbias e anaeróbias que causam infecções maxilofaciais e os seus padrões de resistência. As amostras de pus ou tecido infecioso obtidas de 110 pacientes de cirurgia maxilofacial foram investigadas microbiologicamente por meio de cultura aeróbica e anaeróbica. Após incubação, as espécies cultivadas foram isoladas e identificadas. Foram determinados os padrões de resistência de todas as bactérias à *penicilina,* à *doxiciclina* e à *clindamicina.* Além disso, foi documentada a resistência das espécies aeróbias à *Cefuroxima* e foram avaliadas as CIM da *Cefoxitina* e do *Metronidazol* para as espécies anaeróbias. Foram encontradas espécies aeróbias isoladas em 23% das amostras, 14% das infecções albergavam apenas anaeróbios, mas 63% eram infecções mistas causadas por bactérias aeróbias e anaeróbias. No caso da deteção de espécies aeróbias, foram sempre identificados *estreptococos.* Cinco doentes foram infectados por *Staphylococcus Aureus* e foram encontrados bastonetes aeróbicos *Gram-negativos* em oito doentes. A maioria das espécies anaeróbias eram espécies de *Prevotella* pigmentadas de preto (62), *Prevotella* não pigmentadas (56) e *Fusobacteria* (37). *O metronidazol* e *a clindamicina* foram altamente eficazes contra os bastonetes anaeróbios gram-negativos. A maioria das espécies orais eram resistentes à *penicilina* e à *doxiciclina.*[26]

Mushtaq I. Parker (2001), na sua análise retrospetiva de infecções orofaciais, constatou que os microrganismos causadores mais comuns eram os *estreptococos* e *os estafilococos* e que *a ampicilina*, o *Flagyl* e *o Keflex* eram os antibióticos mais rotineiramente administrados e eficazes.[27]

Han JK, Kerschner JE (2001) efectuaram um estudo retrospetivo dos 26 doentes com culturas positivas para bactérias do grupo *S. Milleri* (SMG). Dezasseis doentes tinham infecções por SMG que envolviam a região da cabeça e do pescoço. Os locais de origem incluíam os seios paranasais, os tecidos moles dentários e faciais, os espaços profundos do pescoço, a região peritonsilar e um local de traqueostomia. Os seios paranasais foram o local mais comum em 37% (6/16). *O Streptococcus Milleri* foi o único isolado em 69% (11) das infecções. A extensão local significativa ocorreu em 56% (9/16) dos doentes e incluiu a órbita, a base do crânio, o crânio e os espaços profundos do pescoço.[28]

Storoe W, Haug RH, Lillich TT (2001) realizaram uma revisão de registos. O objetivo desta investigação era comparar as características dos pacientes hospitalizados com infecções odontogénicas durante a década de 1980 com as da década de 1990. Os *cocos Gram-positivos* foram isolados com uma frequência significativamente maior nos pacientes dos anos 90 do que nos pacientes dos anos 80 (P <.03). Também se verificaram diferenças significativas (P

<.02) entre as coortes na frequência de isolamento de géneros individuais, tais como *Estreptococos Alfa-Hemolíticos, Estafilococos Negativos da Coagulase, Staphylococcus Epidermidis, Bacteroides Melanogenicus, Bacteroides* β-lactamase positivos, *Eikenella Corrodens* e espécies de *Neisseria.* Oitenta e um por cento das bactérias cultivadas nos doentes da década de 1990 eram resistentes a um ou mais antibióticos comuns; 47% destes organismos eram *Staphylococcus Aureus.*[29]

T. Kuriyama (2002) realizou um estudo para determinar a suscetibilidade antimicrobiana dos principais agentes patogénicos das infecções odontogénicas orofaciais a 11 antibióticos β-lactâmicos. As susceptibilidades antimicrobianas de *Streptococcus viridans*, *Peptostreptococcus*, *Porphyromonas, Fusobacterium, Prevotella* de pigmentação negra e *Prevotella* não pigmentada isoladas de amostras de pus de 93 infecções odontogénicas orofaciais à *Penicilina G*, *Cefmetazole*, *Flomoxef*, *Cefoperazone*, *Cefoperazone/Sulbactam*, *Ceftazidime*, *Cefpirome*, *Cefepime*, *Cefoselis*, *Imipenem* e *Faropenem. A penicilina G*, a maioria das *cefalosporinas, o imipenem* e *o faropenem* funcionaram bem contra os *estreptococos viridianos*, *os peptostreptococos*, *as Porphyromonas* e *as Fusobacterium. A penicilina G* e a maioria das *cefalosporinas*, incluindo os agentes de quarta geração, não foram eficazes contra a *Prevotella* β-lactamase-positiva, embora tenham sido eficazes contra as estirpes β-lactamase-negativas. *O Cefmetazol, a Cefoperazona/Sulbactam, o Imipenem* e *o Faropenem* expressaram uma poderosa atividade antimicrobiana contra as estirpes β-lactamase-positivas.[30]

Bratton TA et al (2002) opinaram que, nas infecções iniciais, nos primeiros três (3) dias de sintomas, são causadas principalmente por *estreptococos* aeróbicos que são sensíveis à *penicilina. A amoxicilina* é classificada como penicilina de espetro alargado. A adição de *ácido clavulânico* à *amoxicilina (Augmentin)* aumenta o espetro para *Staphylococcus* e outros anaeróbios, conferindo resistência à β-lactamase. Nas infecções tardias, mais de três (3) dias após os sintomas, os microrganismos predominantes são anaeróbios, predominantemente *Peptostreptococcus*, *Fusobacterium* ou *Bacteroides*, que são resistentes à *penicilina. A clindamicina* é um medicamento alternativo atrativo para a terapia de primeira linha no tratamento destas infecções. A adição de *Metronidazol* à *Penicilina* é também uma excelente opção de tratamento. Em alternativa, deve ser considerado o *Unasyn (Ampicilina/Sulbactam).*[31]

Sobottka I et al (2002) avaliou a suscetibilidade antimicrobiana de 87 agentes patogénicos isolados de 37 pacientes com abcessos odontogénicos. As bactérias mais prevalentes foram os *estreptococos do grupo Viridans* e as espécies de *Prevotella.* Considerando todos os isolados bacterianos, 100% eram susceptíveis à *Amoxicilina-Ácido Clavulânico,* 98% eram susceptíveis à *Moxifloxacina* e à *Levofloxacina,* 76% eram susceptíveis à *Doxiciclina,* 75% eram susceptíveis à *Clindamicina* e 69% eram susceptíveis à *Penicilina.*[32]

You Chan (2003) realizou um estudo com o objetivo de determinar a resistência aos antibióticos de bactérias patogénicas de infecções odontogénicas. A flora microbiana encontrada era predominantemente constituída por organismos gram-positivos facultativos e bacilos gram-negativos anaeróbios. Os resultados do teste de suscetibilidade antimicrobiana mostraram que a resistência à *ampicilina* foi encontrada com um nível muito elevado de concentração inibitória mínima (CIM) em aproximadamente um terço dos isolados de *Fusobacterium Nucleatum, Prevotella Intermedia, Peptostreptococcus Micros* e *Eikenella Corrodens.* Foi geralmente observada uma maior atividade com a *amoxicilina* do que com a *ampicilina. A tetraciclina* e *a eritromicina* foram consideravelmente menos activas contra a maioria das estirpes bacterianas testadas, enquanto *a minociclina* e *a doxiciclina* exerceram uma forte atividade antimicrobiana e puderam inibir estirpes cultivadas a uma concentração muito baixa. Entre todos os antibióticos testados, *a Travofloxacina* parece ser um fármaco promissor que expressa as actividades mais elevadas e foi considerada um fármaco bactericida potente em infecções odontogénicas.[33]

J. Craig Baumgartner (2003) efectuou um estudo de suscetibilidade aos antibióticos de bactérias associadas a abcessos endodônticos. Cada uma das 98 espécies de bactérias foi testada quanto à suscetibilidade antibiótica a um painel de seis antibióticos. Os antibióticos eram *Penicilina V, Amoxicilina, Amoxicilina Ácido Clavulânico, Clindamicina, Metronidazol* e *Claritromicina.* As percentagens de suscetibilidade para as 98 espécies foram *Penicilina V*: 83/98 (85%), *Amoxicilina:* 89/98 (91%), *Ácido Clavulânico Amoxicilina:* 98/98 (100%), *Clindamicina:* 94/98 (96%), e *Metronidazol:* 44/98 (45%). *O metronidazol* apresentou a maior quantidade de resistência bacteriana; no entanto, se for utilizado em combinação com a *penicilina V* ou *a amoxicilina,* a suscetibilidade da combinação com a *penicilina V* ou *a amoxicilina* aumentou para 93% e 99%, respetivamente.[34]

Ndukwe K. C. (2004) efectuou um estudo prospetivo em 25 pacientes para determinar o padrão de microrganismos observado nas infecções orofaciais, bem como para investigar o perfil de suscetibilidade antimicrobiana dos isolados. Foram cultivados anaeróbios em 24

(96%) espécimes, enquanto 1 espécime produziu apenas isolados aeróbicos. No total, foram obtidos 44 isolados bacterianos e 40 (91%) eram anaeróbios. Cerca de 75-100% dos anaeróbios eram susceptíveis aos antibióticos normalmente disponíveis. A sensibilidade aos antibióticos revela que *a eritromicina* e *a penicilina* devem ser consideradas como medicamentos de primeira linha no tratamento de infecções orofaciais ligeiras, enquanto medicamentos como a *ciprofloxacina* e *a clindamicina* podem ser reservados para infecções mais graves e resistentes.[35]

Bascones Martmez A et al (2004), no seu artigo, compilou a declaração de consenso sobre o tratamento antimicrobiano das infecções bacterianas odontogénicas, num esforço para apresentar a recomendação de especialistas em microbiologia e odontologia. Altas doses de *Amoxicilina/Clavulanato* (2000 mg/125 mg) mostraram bons resultados e poder para superar a resistência. Outros agentes, como o *Metronidazol* e a *Clindamicina*, seguidos da *Claritromicina* e da *Azitromicina*, também demonstraram ser activos contra a maioria dos microrganismos responsáveis pela infeção odontogénica. Entre os representantes desta família de medicamentos, *a Claritromicina* apresenta a maior atividade *in vitro* contra bacilos gram-positivos anaeróbios e *a Azitromicina* contra bacilos gram-negativos anaeróbios.[36]

Huang TT et al (2004) analisaram retrospetivamente 185 pacientes a quem foi diagnosticada uma infeção profunda do pescoço. As infecções odontogénicas e as infecções das vias respiratórias superiores foram as duas causas mais comuns de infecções cervicais profundas (53,2% e 30,5% das causas conhecidas). *O Streptococcus Viridans* e *a Klebsiella Pneumoniae* foram os organismos mais comuns (33,9%, 33,9%) identificados através de culturas de pus. *A K. pneumoniae* foi também o organismo infecioso mais comum (56,1%).[37]

Rahman, Z.A.A et al (2005), no seu estudo retrospetivo de 409 doentes, constataram que a terapêutica antimicrobiana combinada de *metronidazol* com *ampicilina*, *amoxicilina* ou *eritromicina* para tratar bactérias aeróbias e anaeróbias era o tratamento de eleição no tratamento de infecções orofaciais (60,9%).[38]

Y. Refoua (2005) efectuou um estudo in-vivo para determinar a prevalência de *estreptococos Viridans* em abcessos que ocorrem na região maxilofacial. A amostra do estudo era constituída por 39 doentes com abcessos maxilofaciais. Verificaram que 53,84% e 46,16% dos doentes apresentavam resultados de cultura negativos e positivos, respetivamente. No grupo de culturas positivas, 2,5% dos *estreptococos viridans* eram *Streptococcus Salivarius,*

4,6% *Streptococcus Sanguis* e 17,9% eram *Streptococcus Mutans*[3]

Miguel Brescó Salinas (2006) mediu a suscetibilidade antibiótica das bactérias em sessenta e quatro pacientes com infecções odontogénicas. Um total de 184 estirpes bacterianas foram isoladas e identificadas, compreendendo anaeróbios facultativos gram positivos (68%), anaeróbios estritos gram negativos (30%) e anaeróbios facultativos gram positivos (2%). Independentemente da origem da infeção odontogénica, as bactérias causais produziram os melhores resultados em termos de maior sensibilidade e menor resistência com *Amoxicilina / Clavulanato* e *Amoxicilina,* respetivamente.[2]

Rega AJ (2006) identificou a microbiologia e a sensibilidade aos antibióticos das infecções dos espaços da cabeça e do pescoço de origem odontogénica em 103 pacientes. O espaço submandibular foi a localização mais frequente de um abcesso de espaço único (30%), seguido do espaço bucal (27,5%) e do espaço faríngeo lateral (12,5%). Um total de 269 estirpes bacterianas foram isoladas de 103 doentes. Verificou-se que 63,5% das bactérias eram gram-positivas. Os cocos gram-positivos foram isolados em 57,7% das amostras e os bastonetes gram-negativos foram isolados em 33% das culturas. Foram isolados 178 aeróbios (65,7%) e 91 anaeróbios (34,3%). As bactérias mais frequentemente isoladas foram *Estreptococos Viridans, Prevotella, Estafilococos* e *Peptostreptococcus.* As culturas e sensibilidades revelaram normalmente um maior crescimento de aeróbios (65,7%) do que de anaeróbios.[40]

Al-Haroni MH et al (2006) realizaram um estudo para avaliar a prevalência de resistência às *aminopenicilinas* e ao *metronidazol* entre espécies subgengivais seleccionadas em pacientes dentários. Foram testadas 55 amostras em ágar-sangue anaeróbio contendo 2 microg/mL de *Ampicilina* ou *Metronidazol,* ou nenhum antimicrobiano. A proporção global de resistência à *ampicilina* entre as 18 espécies identificadas foi de 28,9%, enquanto que para o *metronidazol* foi de 60,3%.[41]

Boyanova L et al (2006), no seu estudo para avaliar a incidência e a suscetibilidade a agentes antibacterianos de estirpes anaeróbias em 118 doentes com infecções da cabeça e do pescoço, verificaram que a infeção odontogénica era a fonte identificada mais comum, ocorrendo em 73 (77,7%) de 94 doentes. As taxas de deteção de anaeróbios em doentes com infeção odontogénica e outras fontes de infeção foram de 82,2 e 71,4%, respetivamente. No total, foram encontradas 174 estirpes de anaeróbios. As bactérias predominantes foram *Prevotella*

(49 estirpes), *Fusobacterium Species* (22), *Actinomyces Spp.* (21), *Cocos Anaeróbios* (20) e *Eubacterium Spp.* (18). Foram isoladas estirpes de *Bacteroides Fragilis* em 7 (5,9%) espécimes. As taxas de resistência à *Clindamicina* e ao *Metronidazol* dos anaeróbios Gramnegativos foram de 5,4 e 2,5%, respetivamente, e as das espécies Gram-positivas foram de 4,5 e 58,3%, respetivamente. Uma estirpe de *Prevotella* era intermédia e suscetível à *Ampicilina/Sulbactam*. Em conclusão, o início do tratamento empírico pode influenciar a frequência ou a taxa de isolamento de espécies de *Fusobacterium*. O envolvimento do grupo *Bacteroides Fragilis* em algumas infecções da cabeça e do pescoço deve ser considerado.[42]

Elerson GAETTI-JARDIM JUNIOR (2007) coletou espécimes clínicos de 58 infecções endodônticas de 52 pacientes com o objetivo de avaliar a suscetibilidade dos microrganismos isolados de infecções endodônticas aos *β-lactâmicos* e ao *Metronidazol* e verificar a produção de β-lactamases. Todos os isolados testados foram sensíveis ao *Imipenem* e 99,3% à associação *Amoxicilina/Clavulanato*, enquanto 16,1% mostraram resistência à *Amoxicilina* e *Penicilina G* e 4,89% à *Cefoxitina*. A resistência ao *Metronidazol* só foi encontrada nos anaeróbios facultativos. A produção de β-lactamases foi detectada em 18,2% dos isolados e apresentou uma correlação com a resistência aos β-lactâmicos.[43]

Roberto Lopez-Pfriz (2007) referiu na sua literatura que o exame microbiológico pode ser útil para definir o sucesso terapêutico de uma forma mais fiável, pode definir com maior precisão o prognóstico de recidiva e pode permitir a seleção do antibiótico mais adequado, aumentando assim a eficácia terapêutica. Apesar de todas as infecções odontogénicas resultarem da evolução de biofilmes, existindo por isso semelhanças acentuadas na composição bacteriana das infecções odontogénicas, independentemente do seu tecido de origem **(Tabela 1)**, algumas espécies bacterianas são específicas de abcessos com origem pulpar (ex. *Porphyromonas Endodontalisy),* enquanto outras excluem essa origem (ex. *A. Actinomycetemcomitans).*

Quadro 1: Processo infecioso e respectivos organismos predominantes

Processo infecioso	Odontopatógenos predominantes
Periodontite	• Porphyromonas Gingivalis • Tannerella Forsythensis • Actinomicetos Actinomycetemcomitans • Prevotella Intermedia

	• Fusobacterium Nucleatum • Veillonella Parvula • Treponema Dentfcola • Streptococcus Spp.
Pulpite com abcesso periapical	• Fusobacterium Nucleatum • Prevotella Intermedia • Peptostreptococcus Micros • Capnocytophaga Ochracea • Selenomonas Sputigena • Porphyromonas Endodontalis • Streptococcus Spp.
Pericoronite	• Prevotella Intermedia • Veillonella Parvula • Prevotella Melaninogenica • Fusobacterium Nucleatum • Actinomicetos Israelii/Odontolyticus • Streptococcus Spp.
Periimplantite	• Fusobacterium Nucleatum • Prevotella Intermedia • Pseudomonas Aeruginosa • Staphylococcus Spp. • Actinomicetos Actinomycetemcomitans

Ao selecionar um antibiótico, deve ter-se em consideração a resistência natural (por exemplo, *Streptococcus Sp.; Actinomyces Sp.* e *A. Actinomycetemcomitans* contra o *Metronidazol*) e a possível presença de resistência adquirida, que são aquelas que tiram partido da utilização incorrecta de antibióticos.

Tendo em conta a suscetibilidade das bactérias isoladas, os mecanismos de resistência e a farmacodinâmica dos antibióticos, doses elevadas de *amoxicilina/ácido clavulânico* (875/125 mg três vezes por dia ou 2000/125 mg duas vezes por dia) constituem o tratamento mais adequado das infecções odontogénicas associadas à cárie (pulpite, abcessos) e das infecções periodontais, quando necessário, e *a clindamicina* constitui uma alternativa, na dose de 600 mg três vezes por dia.[44]

Maestre JR (2007) realizou um estudo para explorar a suscetibilidade de isolados bacterianos em periodontite a antibióticos prescritos em odontologia. Foi identificado um total de 261 isolados: 72,9% dos pacientes apresentavam *Streptococcus Oralis;* 70,8% *Streptococcus Mitis;* 60,4% *Prevotella Buccae;* 39,6% *Prevotella Denticola;* 37,5% *Fusobacterium Nucleatum;* 35,4% *Prevotella Intermedia;* 25% *Capnocytophaga Spp.;* 23% *Veillonella Spp.;* 22,9% Prevotella melaninogenica e *Streptococcus Sanguis;* e <20% outras espécies. As taxas de resistência *do Streptococcus Viridans* foram de 0% para a *amoxicilina*, aproximadamente 10% para a *clindamicina,* 9-22% para a *tetraciclina* e para a *azitromicina* variaram entre 18,2% para o *S. Sanguis* e 47,7% para o *S. Mitis.* Os isolados de *Prevotella* eram susceptíveis à *amoxicilina-ácido clavulânico*, com a resistência à *amoxicilina* a variar entre 17,1% em *P. Buccae* e 26,3% em *P. Denticola.* A resistência ao *metronidazol* foi <6% em todas as espécies de *Prevotella*, enquanto a resistência à *clindamicina* variou de 0 a 21,1%. A produção de β-lactamase foi positiva em 54,1% *Prevotella Spp.*, 38,9% *F. Nucleatum,* 30% *Capnocytophaga Spp.* e 10% *Veillonella Spp.* Neste estudo, a *Amoxicilina-Ácido Clavulânico* foi o antibiótico mais ativo contra todas as espécies testadas, seguido do *Metronidazol* no caso dos anaeróbios.[45]

Al-Nawas B, Maeurer M (2008) realizaram um estudo para avaliar as diferenças clínicas e microbiológicas entre abcessos odontogénicos locais e graves. Foram encontradas bactérias anaeróbias em todos os episódios de abcessos locais, ao passo que 19% dos episódios graves foram negativos em termos de cultura e, em 13%, apenas foram identificados aeróbios. Foi isolado um total de 60 anaeróbios de 27 doentes (2,2 isolados/amostra positiva). As espécies dominantes foram *Prevotella Sp.* (n = 17), *Peptostreptococcus Sp.* (n = 15) e *Propionibacterium Sp.* (n = 5). Oitenta e sete por cento dos isolados eram susceptíveis à *penicilina.* Noventa e sete por cento dos anaeróbios eram susceptíveis à *amoxicilina + ácido clavulânico*, *imipenem + cilastatina* e *clindamicina.* Oitenta e três por cento eram susceptíveis ao *Metronidazol.* Verificou-se uma tendência para uma maior taxa de episódios com bactérias resistentes à penicilina nos doentes com abcessos graves (14 vs. 31%). Não foi observada qualquer diferença na suscetibilidade relativamente à *Amoxicilina + Ácido Clavulânico* e à *Clindamicina* (7%).[46]

Warnke PH et al (2008) examinaram o espetro de agentes patogénicos orais encontrados em abcessos odontogénicos e a sua suscetibilidade à *penicilina,* bem como à *amoxicilina* com *ácido clavulânico, doxiciclina, clindamicina* e *moxifloxacina*. Cento e oitenta e oito zaragatoas foram obtidas de 94 pacientes com abcessos odontogénicos. Foram isoladas estirpes bacterianas para testes de suscetibilidade. Foi isolado um total de 517 estirpes bacterianas de 94 pacientes. Noventa e oito por cento dos abcessos eram polimicrobianos. As bactérias mais prevalentes foram os *estreptococos viridans*, que representavam 54% das bactérias aeróbias/anaeróbias facultativas. *A Prevotella Spp.* representava 53% dos anaeróbios. Não foram detectadas estirpes multirresistentes. Os testes de suscetibilidade revelaram uma sensibilidade superior a 99% dos aeróbios/aeróbios facultativos e 96% dos anaeróbios à *moxifloxacina*. Os valores correspondentes para a *penicilina* foram mais baixos, com 61% e 79%, respetivamente.[47]

Emad H. Abdulla (2009), no seu estudo, mostrou que os *estreptococos Viridans*, *Aeromonas, Neisseria Sp. comensal, Haemophilus Sp., Enterobacter, Staphylococcus Aureus, Streptococcus Sp.* foram isolados de pacientes que sofrem de infecções odontogénicas. *A eritromicina, a gentamicina, a tetraciclina, a tobramicina e a rifampicina* são mais eficazes para as bactérias isoladas.[4]

Munish Kohli (2009) realizou uma avaliação in vitro da flora microbiológica de infecções orofaciais, a fim de avaliar os microrganismos mais comuns que causam infecções odontogénicas e a sua suscetibilidade antimicrobiana. O estudo foi realizado em 80 pacientes com infeção orofacial. Foi isolado um total de 109 microrganismos, não tendo sido isolado nenhum microrganismo patogénico em 3 casos. Dos 109 microrganismos isolados, foram identificadas 107 bactérias e 2 fungos. Foram identificados aeróbios puros em 28 (35%) dos casos, anaeróbios puros em 18 (22,5%), mistura de aeróbios e anaeróbios em 10 (12,5%), mistura de aeróbios em 15 (18,75%) e mistura de anaeróbios em 6 (7,5%) casos. Entre todos os isolados puros de gram positivos, a *ofloxacina* foi o fármaco mais sensível, 83,33%, seguida da *ciprofloxacina*, 76,2%, e da *esparfloxacina*, 76,2%. Os fármacos mais resistentes foram a *amoxicilina* (92,85%) e *a ampicilina* (92,85%). *A cefotaxima* foi considerada sensível em 75% dos isolados puros de gram-negativos.[6]

Gabriela Bäncescu (2009), no seu estudo para investigar a suscetibilidade antimicrobiana de uma coleção de 65 estirpes de *Prevotella* provenientes de doentes com abcessos dos espaços fasciais da face e do pescoço, concluiu que os isolados eram sensíveis a todos os antibióticos, exceto 13 estirpes que eram resistentes à *benzilpenicilina,* devido à sua atividade de 0-lactamase. Os resultados desta investigação local sobre os padrões de suscetibilidade de isolados clínicos *de Prevotella* sugerem que a combinação de *Penicilina - Inibidor de BetaLactamase*, *Clindamicina* e *Metronidazol* deve ser recomendada em infecções produzidas por esta bactéria.[48]

Matijevic S et al (2009), num estudo sobre 90 pacientes com abcesso odontogénico agudo, encontraram um total de 111 estirpes bacterianas que foram isoladas de 90 pacientes. Na sua maioria, as bactérias eram anaeróbios facultativos Gram-positivos (81,1%). As bactérias mais comuns isoladas foram os *Estreptococos Viridans* (68/111). A suscetibilidade antibiótica das bactérias isoladas à *Amoxicilina* foi de 76,6% e à *Cefalexina de* 89,2%.[49]

O Dr. Curtis Gregoire (2010) propôs que as infecções odontogénicas são de natureza polimicrobiana. O diagnóstico e o tratamento imediatos, incluindo a eliminação do fator causal, são cruciais para o sucesso da sua gestão. Os antibióticos são um adjuvante útil no tratamento das infecções odontogénicas, mas não devem substituir a remoção do fator causal. *A penicilina* em conjunto com o *metronidazol* proporciona uma excelente cobertura bacteriana para a maioria das infecções odontogénicas e deve ser considerada o antibiótico de eleição. *A clindamicina* também proporciona uma excelente cobertura e deve ser utilizada nos doentes alérgicos à penicilina ou em caso de falha da penicilina.[50]

Osazuwa F Adewolu Olusanya Adebayo (2010) realizou um estudo com o objetivo de determinar o padrão dos microrganismos observados nas infecções orofaciais, bem como de investigar o padrão de sensibilidade aos antibióticos dos isolados. As amostras foram obtidas assepticamente de 36 pacientes que apresentavam infecções orofaciais. O teste de suscetibilidade aos antibióticos foi efectuado pelo método de difusão em disco. Todas as 36 amostras clínicas obtidas registaram crescimento de bactérias. Os anaeróbios foram cultivados em 34 (94,4%) espécimes, enquanto 2 espécimes produziram apenas *Streptococcus Spp.* A maioria dos anaeróbios era suscetível aos antibióticos normalmente disponíveis. *A ciprofloxacina* e *a cloxacilina* demonstraram a atividade in vitro mais forte contra todos os isolados.[3]

Deepak Dwivedi et al (2010) realizaram um estudo para determinar a suscetibilidade aos antibióticos de um painel de bactérias patogénicas isoladas da infeção por cárie dentária. As bactérias foram isoladas do local da cárie dos pacientes e cultivadas e identificadas ao nível das espécies. Cada uma das 150 espécies de bactérias foi testada quanto à suscetibilidade a cinco antibióticos utilizando o teste E. Os antibióticos utilizados foram a *Amoxicilina, a*

Cloxocilina, a Eritromicina, a Tetraciclina e a Penicilina-V. As percentagens de resistência no tratamento para cada antibiótico neste estudo foram *Penicilina V*: 72/150 (48%), *Tetraciclina:* 99/150 (66%), *Amoxicilina:* 135/150 (90%), *Cloxocilina:* 117/150 (78%) e *Eritromicina:* 90/150 (60%).[51]

R. Sánchez (2011) realizou um estudo retrospetivo das infecções odontogénicas num total de 151 pacientes e verificou que a maioria dos isolados era constituída por flora mista, particularmente *Estreptococos Viridans*, diferentes espécies de *Prevotella, Micromonas Micros* e diferentes espécies de *Actinomyces.* A análise da suscetibilidade dos isolados microbianos mostrou uma elevada percentagem de resistência à *clindamicina* (42,8% de todos os isolados), particularmente entre os *estreptococos viridans.*[52]

Lee Y Q (2011) efectuou uma revisão retrospetiva de 96 casos consecutivos de abcessos profundos do pescoço. Dos 96 pacientes recrutados, 18 tinham culturas polimicrobianas. Os principais agentes patogénicos cultivados foram *Klebsiella (K.) Pneumoniae* (27,1 por cento), bactérias *do grupo Streptococcus Milleri* (SMG) (21,9 por cento) e bactérias anaeróbias não especificadas (NOS) (20,8 por cento). *A K. Pneumoniae* (50,0 por cento) estava sobre-representada no grupo de diabéticos. As bactérias SMG (68,8 por cento) e as bactérias anaeróbias-NOS (43,8 por cento) foram as mais frequentemente isoladas em doentes com infecções odontogénicas. *A K. Pneumoniae* foi encontrada mais frequentemente em pacientes do sexo feminino (39,3 por cento). *A K. Pneumoniae* foi o organismo mais comum cultivado nos abcessos do espaço parafaríngeo, enquanto o espaço submandibular e o espaço parotídeo isolaram mais frequentemente bactérias SMG e *Staphylococcus Aureus*, respetivamente.[53]

Poeschl PW et al (2011) realizaram um estudo para comparar as populações microbianas em pacientes que sofriam de abcessos profundos do espaço cervical causados por infecções endodônticas primárias, recolhendo amostras das infecções com técnicas de aspiração ou esfregaço e para determinar as taxas de suscetibilidade das bactérias isoladas aos antibióticos habitualmente utilizados. Um total de 142 estirpes foram recuperadas de 76 pacientes. Em 13 doentes, não foram encontradas bactérias. As bactérias predominantes observadas foram *estreptococos* (36%), *estafilococos* (13%), *Prevotella* (8%) e *Peptostreptococcus* (6%). Um número estatisticamente significativo de anaeróbios obrigatórios foi encontrado no grupo de aspiração. A maioria dos doentes apresentava uma população mista de flora bacteriana aeróbia-anaeróbia (62%). As taxas de resistência aos antibióticos para as bactérias predominantes foram de 10% para a *Penicilina G,* 9% para a *Amoxicilina,* 0% para o

Clavulanato de Amoxicilina, 24% para a *Clindamicina* e 24% para a *Eritromicina.*[54]

Nagendra S. Chunduri (2012), ao avaliar o espetro bacteriano das infecções orofaciais e a sua suscetibilidade aos antibióticos em sessenta e oito doentes, identificou que as bactérias predominantes eram *Streptococci Viridans* (64%), *Prevotella* (43%), *Peptostreptococcus* (26%), *Porphyromonas* (7%) e *Fusobacterium* (14%). As estirpes isoladas pareciam ser altamente sensíveis aos antibióticos utilizados por rotina, tais como Amoxicilina - Clavulanato e Amoxicilina isolada, Clindamicina e Levofloxacina. Em contrapartida, foi observada uma maior resistência à eritromicina.[1]

Babatunde O. Akinbami (2012) explicou na sua literatura sobre o padrão clínico da infeção orofacial que as infecções orofaciais são geralmente polimicrobianas, incluindo anaeróbios facultativos, anaeróbios estritos e alguns organismos aeróbicos.

Os anaeróbios facultativos normalmente encontrados pertencem aos *estreptococos do grupo Viridans* e aos *estreptococos do grupo Anginosus.*

- Os *estreptococos do grupo Viridans* incluem o grupo *Mitis*, o grupo *Oralis*, o grupo *Salivarius*, o grupo *Sanguinis* e o grupo *Mutans.*

- O grupo *Anginosus* (anteriormente designado por *"Streptococcus Milleri"* ou *Streptococcus Anginosus*) foi também identificado e notificado com diferentes graus de exatidão. Trata-se de estreptococos hemolíticos alfa, beta e gama.

Do mesmo modo, os géneros de anaeróbios estritos mais frequentemente isolados incluem

- *Estreptococos anaeróbios,* espécies de *Fusobacterium* e

- anaeróbios de pigmentação negra, como as espécies *Prevotella* e *Porphyromonas.*

O membro do género *Bacteroides* com maior probabilidade de ser recuperado de um abcesso dentário agudo é o *Bacteroides Forsythus* (agora transferido para um novo género como *Tannerella Forsythia).*

Os bacilos Gram-negativos anaeróbios mais frequentemente registados em infecções dentoalveolares agudas são espécies da família

- *Prevotella Intermedia* pigmentada (que inclui *Prevotella Intermedia, Prevotella Nigrescens* e *Prevotella Pallens),*

- *Porphyromonas Endodontalis* e *Porphyromonas Gingivalis*

• O F*usobacterium Periodonticum* e *o Fusobacterium Nucleatum* (que inclui o subespécie nucleatum, subespécie polymorphum, subespécie animalis, subespécie vincentii e subespécie fusiforme) são frequentemente detectados, sendo o F. nucleatum recuperado mais frequentemente do abcesso dentário agudo.

Os *Clostridia* são pouco frequentes nas infecções odontogénicas, quer como único agente patogénico, quer como parte da flora do abcesso, e incluem

- *Clostridium Hastiforme*
- *Clostridium Histolyticum*
- *Clostridium Perfringens*
- *Clostridium subterminale e*
- *Clostridium clostridioforme*

As espécies de *Treponema* são bactérias estritamente anaeróbias, móveis e de forma helicoidal. Na cavidade oral, estão mais frequentemente associadas a doenças do periodonto. Existem várias espécies diferentes descritas na cavidade oral, incluindo

- *Treponema Amylovorum*
- *Treponema Denticola*
- *Treponema Maltophilum*
- *Treponema Medium*
- *Treponema Pectinovorum*
- *Treponema Socranskii e*
- *Treponema Vincentii*

Foram também identificados organismos aeróbicos como *Pseudomonas sp, Proteus sp.* e *Klebsiella sp.* Muitos deles são, de facto, organismos nosocomiais (adquiridos no hospital). Estas são *Enterobactérias* que foram recentemente encontradas em infecções orofaciais.

Outras espécies não familiares incluem bastonetes Gram-negativos anaeróbios, tais como

- *Filifactor Alocis*
- *Pneumosintes Dialister*

- *Centipeda Periodontii* e *Selenomonas Sputigena* são bastonetes Gram-negativos, multi-flagelados, móveis, anaeróbios, também encontrados recentemente no abcesso dentário agudo.

- *A Catonella Morbi,* um anaeróbio Gram-negativo anteriormente conhecido como *Bacteroides* D42, foi encontrada em 16% de 19 aspirados, e *a Granulicatella Adiacens,* um cocos gram-positivo anaeróbio facultativo anteriormente conhecido como estreptococos variantes nutricionais, estava presente em 11% de 19 aspirados.[55]

Onur Gonul (2013) confirmou que as infecções orais/dentárias são polimicrobianas, incluindo anaeróbios facultativos, como os *estreptococos do grupo Viridans* e o grupo *Streptococcus Anginosus*, com predominância de anaeróbios estritos, como cocos anaeróbios, *Prevotella* e espécies de *Fusobacterium.* A utilização de métodos sofisticados de não-cultura identificou uma gama mais vasta de organismos, como espécies de *Treponema* e bastonetes Gram-positivos anaeróbios, como *Bulleidia Extructa, Cryptobacterium Curtum* e *Mogibacterium Timidum.*

Uma vez que a microbiologia e a sensibilidade aos antibióticos de muitos agentes patogénicos orais são bem conhecidas, é razoável utilizar um dos antibióticos eficazes empiricamente. Isto significa administrar o antibiótico partindo do princípio de que está a ser administrado um medicamento adequado. O medicamento de eleição é normalmente a *penicilina.* Os medicamentos alternativos para utilização num doente alérgico à penicilina são a *clindamicina* e *a azitromicina. O metronidazol* é útil contra bactérias anaeróbias e deve ser reservado para uma situação em que apenas se suspeite de bactérias anaeróbias ou utilizado em combinação com um antibiótico que tenha um efeito anti-bactérias anaeróbias, como *a penicilina.* Os antibióticos mais amplamente utilizados, eficazes e administrados por via oral são:

- *Penicilina*
- *Amoxicilina*
- *Clindamicina*
- *Azitromicina*
- *Metronidazol*
- *Moxifloxacina*[56]

Asati Rakesh Kumar (2013) identificou o padrão de sensibilidade antimicrobiana de *Staphylococcus Aureus* isolado de pus. Das 216 amostras de pus processadas, 168 organismos foram isolados do pus, incluindo *S. Aureus* (60), *Klebsiella spp.* (36), *Pseudomonas* (32), *Escherichia Coli* (24), *Streptococci Spp.* (16) e outros (48). *O S. Aureus* é o organismo mais comum (27,8 %) isolado do pus. *O S. Aureus* é mais sensível à *Linezolida* (86,7%) e à *Gentamicina* (86,7%).[57]

Rashi Bahl (2014) realizou um estudo que consistiu numa análise retrospetiva de 100 pacientes com menos de 60 anos de idade com infecções odontogénicas. Cinco isolados bacterianos aeróbicos foram identificados em culturas microbianas. *Staphylococcus Aureus* foi encontrado em 20% das culturas de amostras de pus, *Staphylococci Coagulase Negativo* em 10%, *Streptococcus Viridans* em 45% e espécies de *Cornybacterium* e *Pseudomonas Aeruginosa* em 5% cada. Foram isoladas quatro bactérias anaeróbias nos esfregaços de cultura. *Peptostreptococcus* foi encontrado em 20%, *Porphyromonas* em 5% e tanto *Bacteroides* como *Prevotella* foram encontrados em 30% de cada uma das culturas.

A sensibilidade das estirpes aeróbias isoladas neste estudo aos antibióticos foi de 90,0% ao *Co-amoxiclav* e de 60,0% à *eritromicina.* Noventa por cento dos organismos eram sensíveis à *Azitromicina,* 25,0% à *Ceftazidima,* 70,0% à *Ciprofloxacina,* 15,0% à *Gentamicina* e 70,0% à *Gatifloxacina.* Apenas 10,0% dos organismos isolados na cultura de pus eram sensíveis à *ampicilina.* A sensibilidade das estirpes anaeróbias ao *Metronidazol* e à *Clindamicina* foi de 85,0% cada.[58]

Santosh AN (2014), no seu estudo para avaliar os microrganismos causadores responsáveis por infecções do espaço odontogénico e para avaliar a sensibilidade e resistência aos antibióticos utilizados no tratamento, confirma que a flora microbiológica das infecções odontogénicas consiste numa mistura complexa de bactérias aeróbias e anaeróbias. Os microrganismos isolados foram *Streptococcus viridians, Klebsiella, Pseudomonas aeruginosa* e *estafilococos coagulase negativa.* Os organismos anaeróbios mais comuns foram *Peptococci* e *Peptostreptococci.*

Os organismos aeróbios eram altamente sensíveis à *ceftriaxona* 95,2%, à *levofloxacina* 90,5% e à *amoxicilina e ácido clavulânico* 81% e eram resistentes à *ampicilina* e ao *cefaclor* 47,6%. Os organismos anaeróbios eram 100% resistentes à *Ampicilina* e 100% sensíveis à *Cefalotina, Cefalexina, Gatifloxacina, Linezolida* e *Tazact.* 91,7% eram sensíveis à *amoxicilina* e ao *ácido clavulânico.* A resistência à *ampicilina* foi registada em 47,6% dos aeróbios e em 100% dos anaeróbios.[59]

Aditi Mahalle (2014) avaliou a suscetibilidade aos antibióticos das bactérias isoladas do abcesso piogénico de origem dentária. Aeróbios foram isolados em 22 instâncias (70%), dos quais anaeróbios facultativos foram isolados em 4 instâncias. Isolados puros de anaeróbios foram isolados em 4 casos (13,3%). Em quatro casos, não foram isolados quaisquer organismos. Neste estudo, *o Staphylococcus Aureus* foi isolado em 13 casos (43,3%), *o Streptococcus Viridans* em 4 casos (13,3%), seguido de *estreptococos* anaeróbios em 4 casos (13,3%).

A suscetibilidade e a resistência das bactérias aos 12 painéis de antibióticos mais recomendados para organismos Gram positivos revelaram uma suscetibilidade de 100% para a *ceftriaxona, o amoxiclav* e *a amicacina,* enquanto 95% para a *cefuroxima* e *a esparfloxacina.* A resistência máxima foi registada com a *amoxicilina* em 7 casos (37%), seguida do grupo *das azilidas*. Os isolados Gram negativos apresentaram uma sensibilidade de 100% para o painel de 9/10 antibióticos. 2 casos eram resistentes à *ampicilina.* Os isolados anaeróbios testados contra um painel de 10 fármacos mostraram 100% de suscetibilidade a todos.[60]

Bruno Veronez (2014), numa avaliação retrospetiva de oito anos em pacientes com infeção maxilofacial, propôs que a associação de *Amoxicilina* com *Clavulanato* é a antibioticoterapia mais frequentemente aplicada (29,74%), seguida da associação de *Cefalexina* e *Metronidazol* (25,94%) e *Amoxicilina* e *Metronidazol* (15,82%).[61]

Amod Patankar (2014), numa avaliação da flora microbiana em infecções do espaço orofacial de origem odontogénica, isolou predominantemente organismos gram positivos em comparação com organismos gram negativos. Os cocos foram predominantemente isolados em comparação com os bastonetes. Os organismos aeróbios e anaeróbios eram quase iguais em número.

A incidência de isolamento de *estreptococos* anaeróbios foi mais elevada, seguida de *Staphylococcus Aureus*. Os outros organismos isolados foram *Escherichia Coli, Estreptococos não hemolíticos, Klebsiella Pneumoniae* e *Pseudomonas Aeruginosa* em percentagens menores.[62]

Inderdeep Singh Walia (2014) registou quarenta e dois pacientes com infecções do espaço da cabeça e do pescoço de origem odontogénica, a fim de avaliar a sua microbiologia e sensibilidade aos antibióticos. Foram identificados 28 aeróbios e 10 anaeróbios. Dois fungos também foram identificados. As bactérias mais comuns isoladas foram *Staphylococcus Aureus, Klebsiella, Escherichia Coli, Peptostreptococcus.*

A resistência à *penicilina* por parte dos aeróbios gram-positivos foi registada em (38,88%) dos isolados. *Os estreptococos viridans* mostraram resistência em 1 isolado (25 %) e foram susceptíveis em 3 isolados (75 %) à *penicilina*, bem como à *eritromicina* e à *gentamicina,* enquanto se registou uma suscetibilidade de 100 % à *ciprofloxacina,* à *cefotaxima*[6]

Richard Kityamuwesi (2015) identificou o grupo *dos Estreptococos Viridans* e *Staphylococcus Aureus* como os isolados bacterianos mais frequentes: 23,5% e 19,4%, respetivamente. Todos os isolados de *Streptococcus Viridans* eram resistentes à *Penicilina G, Sulfametoxazol/Trimetoprim (Cotrimoxazol), Ampicilina* e *Tetraciclina,* mas susceptíveis à *Vancomicina.* Todas as estirpes de *Staphylococcus Aureus* eram resistentes ao *Cotrimoxazole* e à *Ampicilina,* mantendo a suscetibilidade à *Vancomicina, Cefotaxima, Linezolida, Moxifloxacina* e *Amoxicilina/Clavulanato.*[64]

Isaac Liau (2015) demonstrou infecções odontogénicas de origem polimicrobiana, com apresentações graves associadas a espécies bacterianas gram-negativas, anaeróbias ou anaeróbias facultativas. Uma proporção significativa de pacientes demonstrou resistência à penicilina. Este facto reforça a necessidade de incentivar práticas de prescrição responsáveis por parte dos profissionais de saúde no tratamento precoce das infecções orais, em associação com o tratamento cirúrgico definitivo.[65]

CAPÍTULO 4. MATERIAIS E MÉTODOS

Foi realizado um estudo transversal prospetivo de agosto de 2015 a agosto de 2016, após obtenção de autorização ética. Todos os indivíduos foram inscritos após consentimento escrito e informado para participação no estudo.

Fonte de dados:

Participaram no estudo 60 indivíduos com infeção odontogénica supurativa, que foram seleccionados através de uma anamnese detalhada. Os indivíduos foram incluídos com base nos seguintes critérios:

Critérios de inclusão:

Todos os casos diagnosticados (infecções moderadas a graves sob a forma de abcesso na região orofacial) entre os 18 e os 60 anos de idade (ambos os sexos) que estejam dispostos a participar no presente estudo.

Critérios de exclusão:

- Indivíduos com doença sistémica
- Indivíduos imunocomprometidos.
- Indivíduos sob antibióticos, narcóticos e fármacos imunossupressores.
- Indivíduos com menos de 18 anos e mais de 60 anos de idade (ambos os sexos).
- As pessoas que não desejem participar no estudo e não tenham dado o seu consentimento por escrito.
- Mulheres grávidas.

Armamentarium:

Exame do paciente

1. Cadeira de dentista com dispositivo de iluminação adicional.
2. Um par de luvas esterilizadas
3. Máscara bucal descartável
4. Bandejas para rins em aço inoxidável
5. Dois espelhos de boca lisa (n.º 5), sonda reta, pinças

6. Peças de gaze e algodão esterilizados

7. Copo de vidro com água

8. Gluconato de clorexidina a 0,2%

9. Solução de iodopovidona a 5%

Colheita de amostras, coloração de Gram e isolamento, teste de suscetibilidade

1. Varetas bacteriológicas estéreis para esfregaço

2. Placas de Petri estéreis

3. Agulha ou laço esterilizado

4. Tubos de ensaio

5. Fórceps

6. Agulhas descartáveis de calibre 18 com seringas descartáveis de 5 ml

7. Robertson's Cooked Meat Media

8. Mancha de Gram

9. Ágar sangue

10. Ágar de Mac-Conkey

11. Ágar nutriente

1 2.6.5% Cloreto de sódio

13. Incubadora

14. Fluxo de ar laminar

15. Frasco de gás anaeróbico

16. Ágar Muller Hinton

17. Pinça

18. Discos de Suscetibilidade a Antibióticos Kirby-Bauer, fornecidos pela HIMEDIA

LABORATORIES PVT. LTD. que inclui monodisco de :

a. Amoxicilina

b. Amoxicilina + ácido clavulânico

c. Ceftriaxona

d. Cefixima

e. Ciprofloxacina

f. Clindamicina

g. Eritromicina

h. Levofloxacina

i. Ofloxacina

j. Tetraciclina

Método de colheita de amostras:

A amostra sob a forma de descarga purulenta foi recolhida passivamente através de uma zaragatoa e aspirada ativamente. O pus foi recolhido através da aspiração do abcesso com agulhas descartáveis de gaze 18 estéreis e seringas descartáveis de 5 ml, por via intra-oral ou extra-oral, mantendo a assepsia. A amostra também foi colhida em zaragatoas bacteriológicas estéreis, seguindo todas as precauções assépticas, incluindo irrigação com clorexidina a 0,2% para os locais intra-orais e limpeza da pele com solução de iodopovidona a 5% e álcool para os locais extra-orais. O conteúdo aspirado foi imediatamente esvaziado em Robertson's Cooked Meat Media e, em seguida, o meio de transporte e a zaragatoa foram transportados para o laboratório de microbiologia para cultura e teste de suscetibilidade a antibióticos. As amostras de pus foram processadas e foram efectuados e comunicados estudos de esfregaços de coloração de Gram. Para a cultura aeróbia, as amostras foram inoculadas em ágar sangue, ágar Mac-Conkey e ágar nutriente. A incubação foi efectuada aerobicamente a 37°C durante 18 a 24 horas. Se não se observou crescimento após a primeira cultura, foram efectuadas subculturas do Ágar Nutriente em Ágar Mac-Conkey e Ágar Sangue e procurou-se o crescimento após incubação durante uma noite.

Para a cultura anaeróbia, a amostra foi inoculada em ágar-sangue simples e ágar-nutriente e semeada. Estas placas foram mantidas dentro de um frasco de embalagem de gás anaeróbio, meios com embalagem de gás e incubadas a 37°c durante 48 horas a 72 horas. As placas foram observadas quanto à formação de colónias. As colónias foram identificadas pela morfologia da coloração de Gram, hemólise e sensibilidade aos antibióticos. Se não se observasse crescimento após a primeira cultura, era efectuada uma subcultura a partir de

Robertson Cooked Meat Media em ágar sangue simples e identificada conforme mencionado acima.[66]

Estão disponíveis três métodos gerais para detetar e avaliar a suscetibilidade antimicrobiana:

- Métodos que medem diretamente a atividade de um ou mais agentes antimicrobianos contra um isolado bacteriano

- Métodos que detectam diretamente a presença de um mecanismo de resistência específico num isolado bacteriano

- Métodos especiais que medem interacções complexas entre agentes antimicrobianos e organismos.[8]

O teste de sensibilidade aos antibióticos para os isolados foi efectuado em ágar Mueller Hinton pelo método de difusão em disco de Kirby-Bauer. A zona de inibição foi medida e registada como sensível e resistente, conforme indicado no método de Kirby Bauer. O Mueller-Hinton é o meio de base de ágar padrão para testar a maioria dos organismos bacterianos, sendo novamente necessários alguns suplementos e substituições para testar organismos mais exigentes.[8]

Inoculação e incubação

Antes da colocação do disco, a superfície da placa foi inoculada utilizando uma zaragatoa que tinha sido submersa numa suspensão bacteriana normalizada para corresponder à turvação dos padrões de turvação de 0,5 McFarland (ou seja, 1,5 x 108 CFU/ml). A superfície da placa foi esfregada em três direcções para garantir uma distribuição uniforme e completa dos inóculos em toda a placa. Nos 15 minutos seguintes à inoculação, foram aplicados os discos de agente antimicrobiano e as placas foram invertidas para incubação, a fim de evitar a acumulação de humidade na superfície do ágar, que poderia interferir com a interpretação dos resultados dos testes. Para a maioria dos organismos, a incubação foi efectuada a 35° C no ar, mas é utilizado um aumento de CO_2 quando se testam certas bactérias exigentes.[8]

Leitura e interpretação dos resultados

Antes da leitura dos resultados com os discos de agentes antimicrobianos individuais, a placa foi examinada para confirmar que tinha sido obtido um relvado confluente de bom crescimento. Se o crescimento entre as zonas inibitórias à volta de cada disco fosse fraco e não confluente, o teste não era interpretado e era repetido. A falta de crescimento confluente pode dever-se a inóculos insuficientes. Utilizando um fundo escuro e luz reflectida, a placa foi colocada de modo a que um compasso de calibre pudesse ser utilizado para medir os diâmetros das zonas de inibição para cada agente antimicrobiano. Uma vez registados os tamanhos das zonas, foram atribuídas categorias interpretativas utilizando o manual fornecido pelo *Clinical and Laboratory Standards Institute.*[61]

Análise estatística

Todos os dados foram codificados e analisados utilizando o IBM SAS SPSS™ versão 16.0 (pacote de software do International Business Machine Statistical Analyzing System utilizado para análise estatística) e o Microsoft Office Excel 2007. Todos os dados categóricos foram comparados e avaliados utilizando o teste do qui-quadrado de Pearson.

CAPÍTULO 5. CHAPAS A CORES

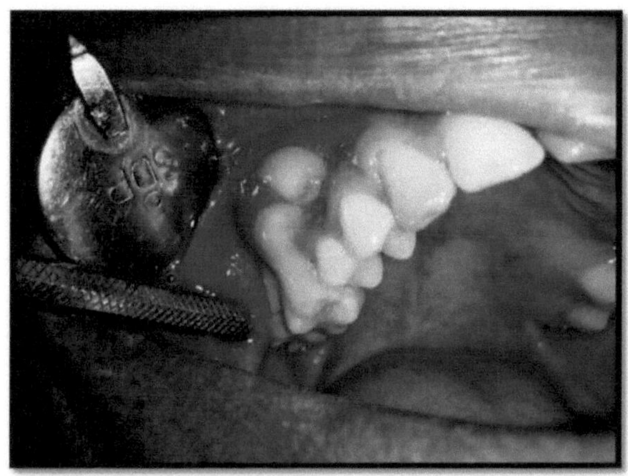

IMAGEM 1: PACIENTE COM ABCESSO PERIODONTAL EM RELAÇÃO A 16

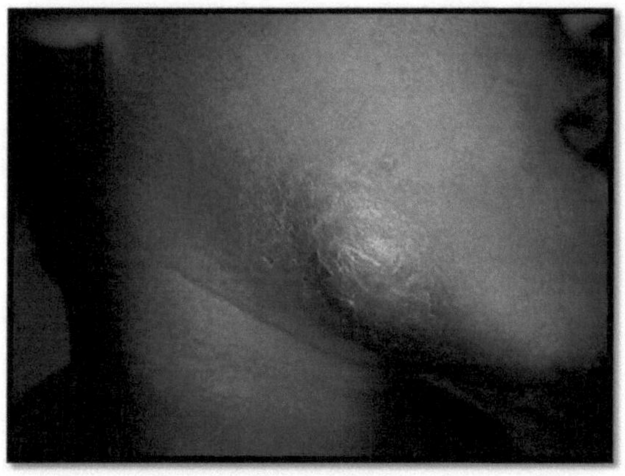

IMAGEM 2: PACIENTE COM INFECÇÃO DO ESPAÇO SUBMANDIBULAR DIREITO

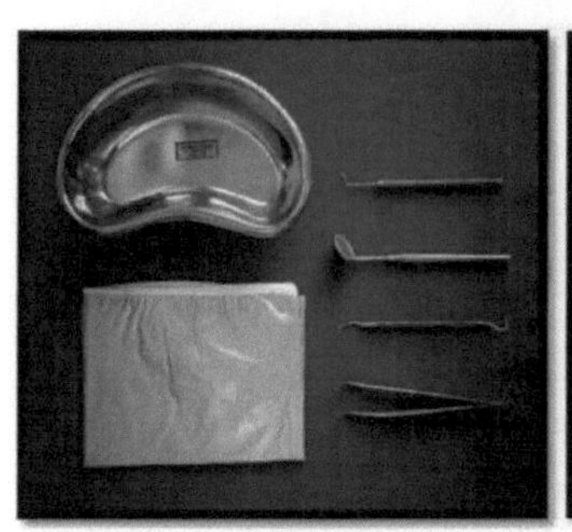

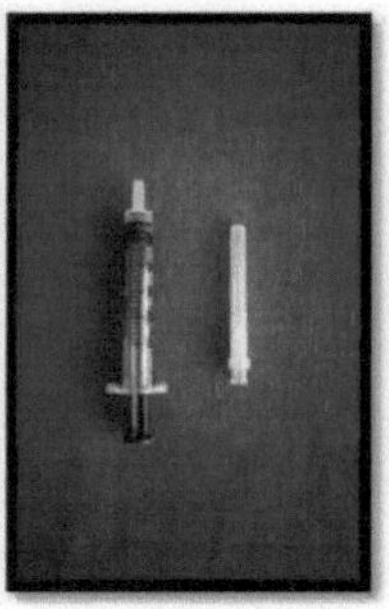

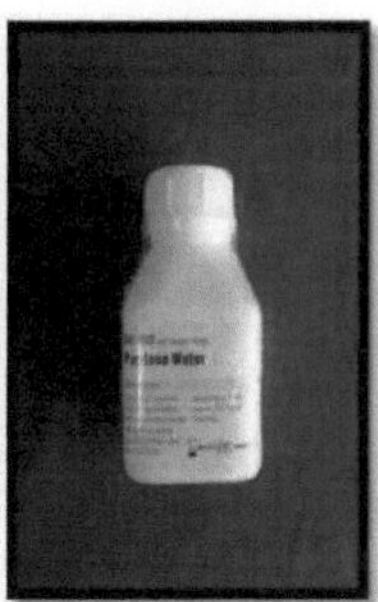

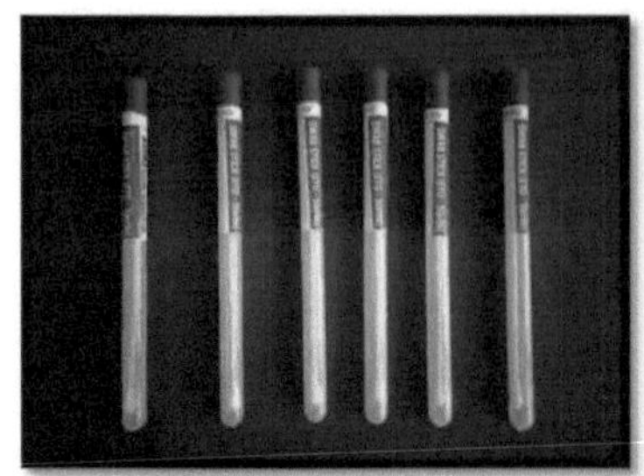
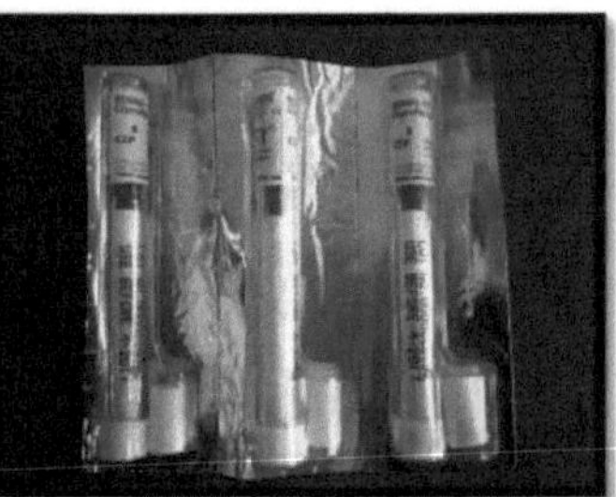
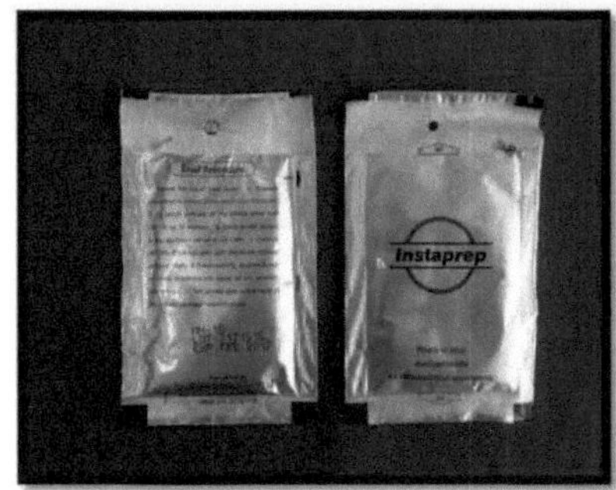

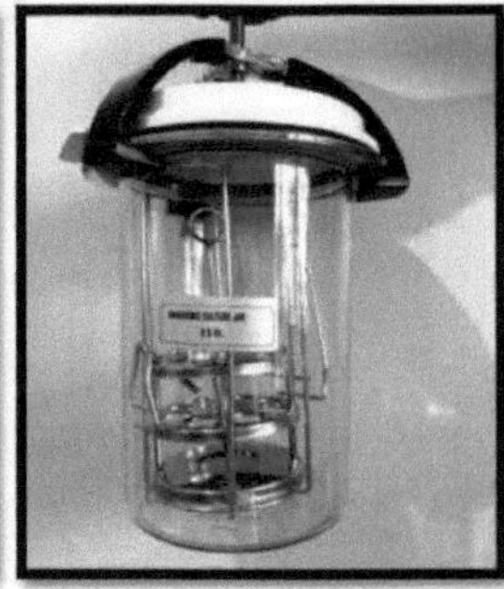

IMAGEM 3: ARMAMENTO

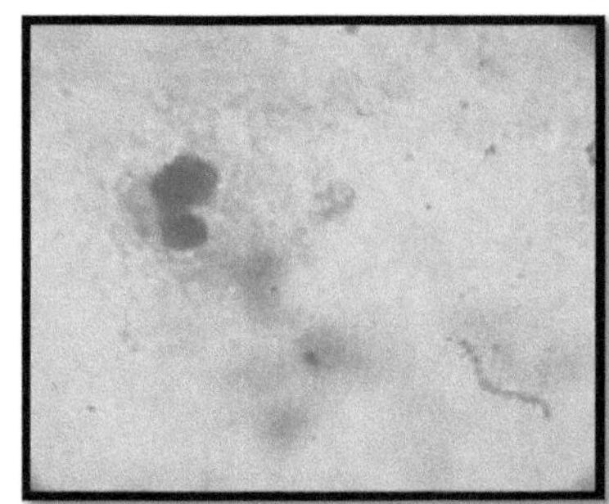
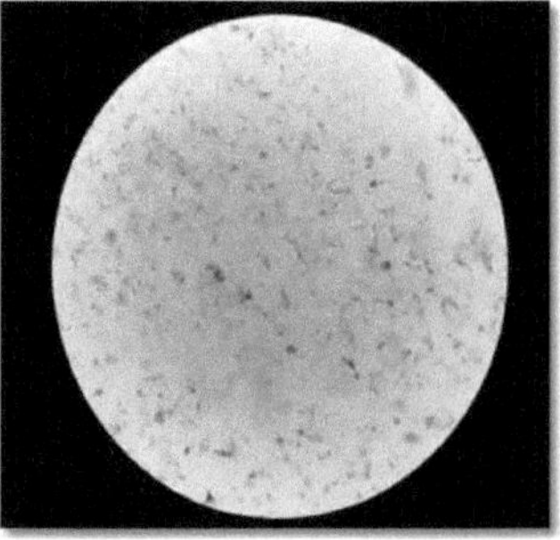

IMAGEM 4: ESFREGAÇO DIRECTO COM COCOS EM CADEIA

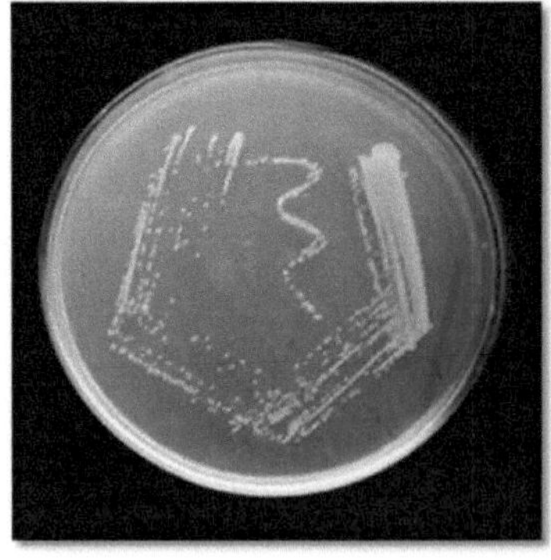
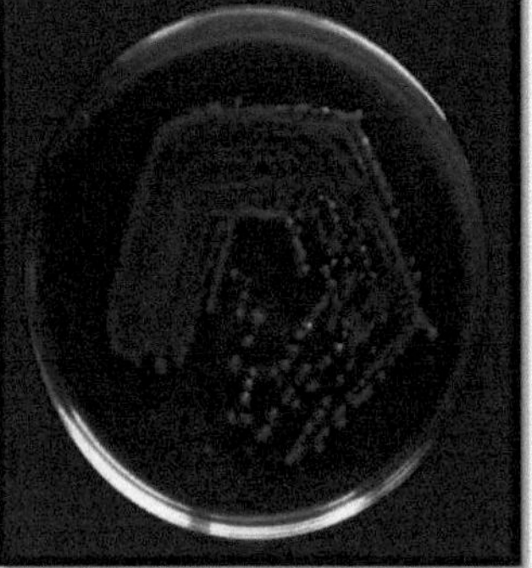

STAPHYLOCOCCI KLEBSIELLA

IMAGEM 5: ESTAFILOCOCOS E KLEBSIELLA EM ÁGAR NUTRIENTE E ÁGAR SANGUE

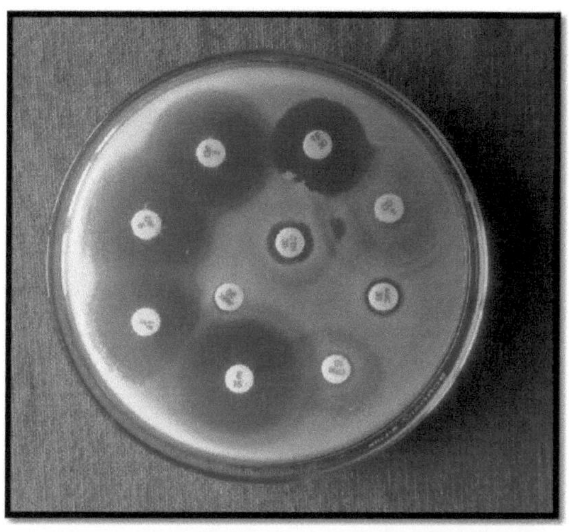

IMAGEM 6: ZONAS DE INIBIÇÃO EM ORGANISMOS AERÓBIOS

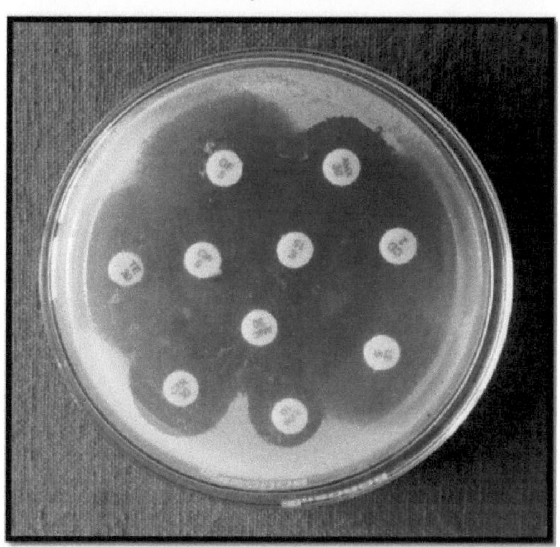

IMAGEM 7: ZONAS DE INIBIÇÃO EM ORGANISMOS ANAERÓBIOS

CAPÍTULO 6. RESULTADOS

O estudo teve como objetivo comparar a suscetibilidade de vários medicamentos antimicrobianos contra microrganismos aeróbicos e anaeróbicos de origem odontogénica. O estudo incluiu um total de sessenta (60) indivíduos que foram seleccionados após a aplicação de critérios de inclusão e exclusão.

O grupo etário mais frequentemente envolvido situava-se entre os 29 e os 39 anos. Dos 60 casos, 34 (56,67%) eram do sexo masculino, enquanto 26 (43,33%) eram do sexo feminino **(Tabela 2 e Gráfico 1)**.

Tabela 2: Distribuição por género

MACHO	FEMININO
34(56.67%)	26(43.33%)

Graph 1: Distribution of Gender

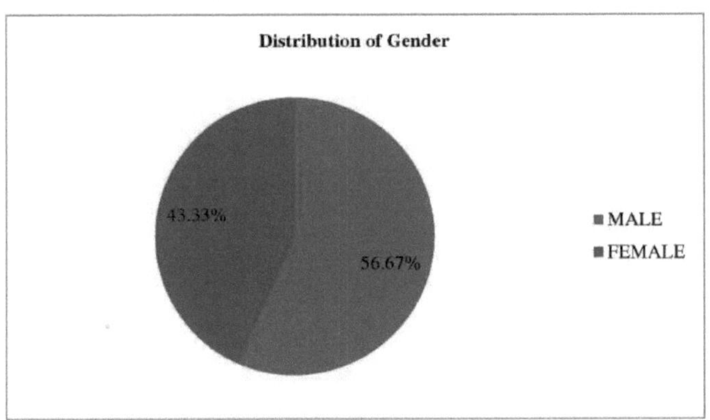

As bactérias foram 48 (80%) aeróbias e 12 (20%) anaeróbias **(Quadro 3 e Gráfico 2)**, das quais 38 (79,17%) eram aeróbias gram positivas, 12 (100%) eram anaeróbias gram positivas e 10 (20,83%) eram aeróbias gram negativas, como se pode ver **no Quadro 4 e Gráfico 3.**

Quadro 3: Distribuição do tipo de organismo

AEROBE	ANAEROBE
48(80%)	12(20%)

Gráfico 2: Distribuição do tipo de organismo

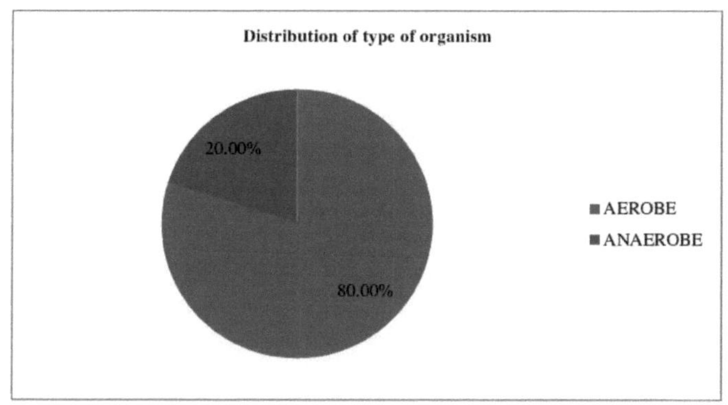

Tabela 4: Distribuição da coloração de Gram

Coloração de Gram	AEROBE	ANAEROBE	Valor P
+	38(79.17%)	12(100%)	0,08 NS
-	10(20.83%)	0(0%)	

Gráfico 3: Distribuição da coloração de Gram

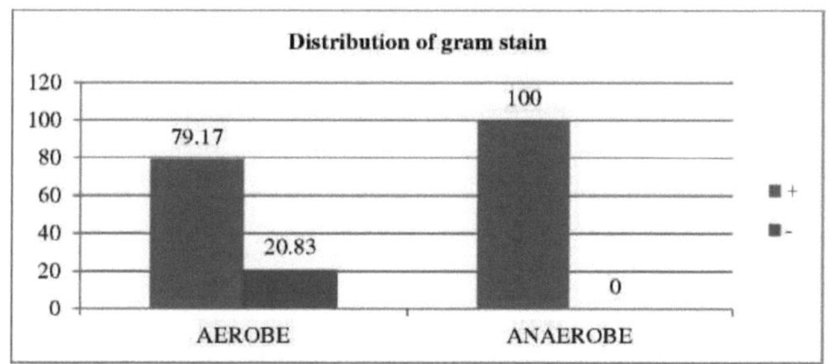

Nos organismos aeróbios, *Staphylococcus Aureus* foi observado em 18 (30%), *Streptococcus Mutans* em 14 (23,33%), *Pseudomonas Aeruginosa* em 05 (8,33%), *Klebsiella Pneumoniae* em 05 (8,33%) e *Staphylococcus Epidermidis* em 06 (10%) dos casos.

Nos organismos anaeróbios foram observados *Peptostreptococcus* em 05 (8,33%), *Actinomyces* em 02 (3,33%), *Streptococcus Salivarius* em 03 (5%), *Streptococcus Sanguis* em 01 (1,67%) e *Streptococcus Milleri* em 01 (1,67%) dos casos **(Tabela 5 & Gráfico 4).**

Tabela 5: Distribuição dos isolados

TIPO	NÃO.	%

Staphylococcus Aureus	18	30
Streptococcus mutans	14	23.33
Pseudomonas Aeruginosa	5	8.33
Klebsiella Pneumoniae	5	8.33
Staphylococcus Epidermidis	6	10
Peptostreptococos	5	8.33
Actinomicetos	2	3.33
Streptococcus Salivarius	3	5
Streptococcus Sanguis	1	1.67
Streptococcus Milleri	1	1.67

Gráfico 4: Distribuição dos isolados

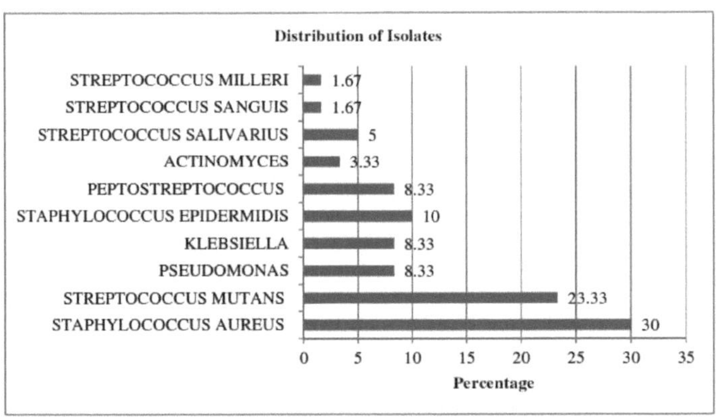

Verificou-se que as bactérias aeróbias eram mais sensíveis à *clindamicina* 47 (98%), à *cefixima* 46 (95,83%), à ceftriaxona 44 (91,66%), seguidas do *clavulanato de amoxicilina* 41 (85.41%), *Amoxicilina* 39 (81,25%), *Ciprofloxacina* 37 (77,08%), *Tetraciclina* 36 (75%), *Ofloxacina* 35 (73%), *Eritromicina* 34 (70,83%) com menor sensibilidade à *Levofloxacina* 31 (64,58%).

As bactérias anaeróbias foram mais sensíveis à *Clindamicina* 11 (91,6%) e à *Cefixima* 11 (91,6%), seguidas da *Ceftriaxona* 10 (83,33%), do *Clavulanato de Amoxicilina* 10 (83.33%), *Amoxicilina* 09 (75%), *Ciprofloxacina* 09 (75%), *Tetraciclina* 09 (75%) com menor sensibilidade à *Eritromicina* 08 (66,66%), *Ofloxacina* 08 (66,66%) e *Levofloxacina* 07 (58,33%) **(Quadro 6 & Gráfico 5).**

Quadro 6: Sensibilidade aeróbia - anaeróbia

DROGA	SENSÍVEL		Valor P
	AEROBE	ANAEROBE	
Amoxicilina	39 (81.25%)	09 (75%)	0,62 NS
Amoxicilina Clavulanato	41 (85.41%)	10 (83.33%)	0,85 NS
Cefixima	46 (95.83%)	11 (91.6%)	0,55 NS
Ceftriaxona	44 (91.66%)	10 (83.33%)	0,39 NS
Ciprofloxacina	37 (77.08%)	09 (75%)	0,88 NS
Ofloxacina	35 (73%)	08 (66.66%)	0,67 NS
Levofloxacina	31 (64.58%)	07 (58.33%)	0,69 NS
Eritromicina	34 (70.83%)	08 (66.66%)	0,78 NS
Clindamicina	47 (98%)	11 (91.6%)	0,28 NS
Tetraciclina	36 (75%)	09 (75%)	1.00 NS

Gráfico 5: Sensibilidade aeróbia - anaeróbia

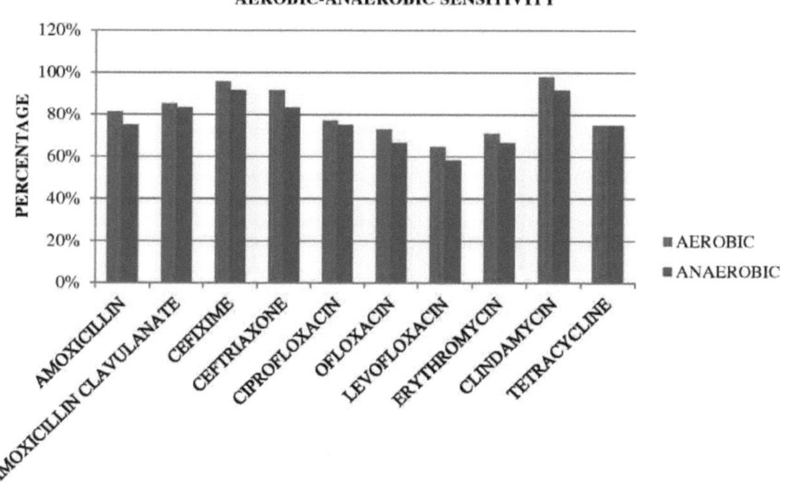

SENSIBILIDADE AOS ANTIBIÓTICOS DOS ORGANISMOS ISOLADOS

ESTAFILOCOCOS AUREUS

- É um tipo de microrganismo aeróbio gram positivo que se encontra em 18 (30%) dos casos de todos os microrganismos.

- A sensibilidade mais elevada foi registada para a *clindamicina* 18 (100%), *ceftriaxona* 17 (94,44%), *cefixima* 17 (94,44%), seguida de *clavulanato de amoxicilina* 16 (88,88%), *amoxicilina* 15 (83.33%), *Eritromicina* 15 (83,33%) com menor sensibilidade à *Ciprofloxacina* 14 (77,77%), *Ofloxacina* 14 (77,77%), *Levofloxacina* 14 (77,77%) e *Tetraciclina* 14 (77,77%) **(Quadro 7 & Gráfico 6)**.

Tabela 7: Sensibilidade antimicrobiana de Staphylococcus Aureus

DROGA	STAPHYLOCOCCUS AUREUS (n=18)	
	NÃO.	PECENTAGEM
Amoxicilina	15	83.33%
Amoxicilina Clavulanato	16	88.88%
Cefixima	17	94.44%
Ceftriaxona	17	94.44%
Ciprofloxacina	14	77.77%
Ofloxacina	14	77.77%
Levofloxacina	14	77.77%
Eritromicina	15	83.33%
Clindamicina	18	100%
Tetraciclina	14	77.77%

Gráfico 6: Sensibilidade antimicrobiana de Staphylococcus Aureus

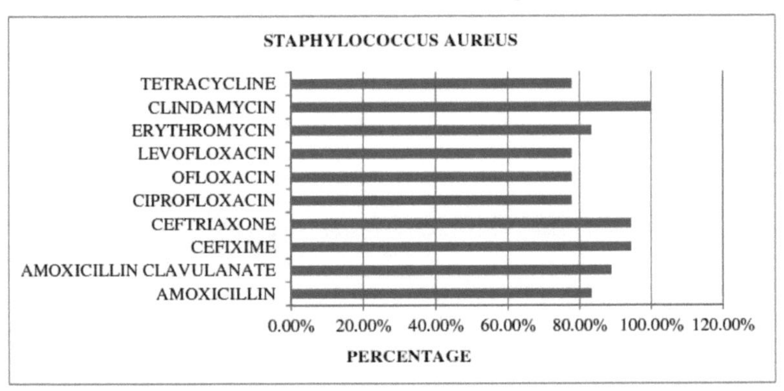

STREPTOCOCCUS MUTANS

- É um tipo de microrganismo anaeróbio facultativo gram positivo que se encontra em 14 (23,33%) dos casos de todos os microrganismos.

- A sensibilidade mais elevada foi registada para a *clindamicina* 13 (92,85%), *ceftriaxona* 13 (92,85%), *cefixima* 13 (92,85%), seguida de *clavulanato de amoxicilina* 12 (85,71%), *amoxicilina* 10 (71.42%), *Tetraciclina* 10 (71,42%) com menor sensibilidade à *Ciprofloxacina* 09 (64,28%), *Ofloxacina* 09 (64,28%), *Eritromicina* 08 (57,14%) e *Levofloxacina* 07 (50%) **(Quadro 8 & Gráfico 7).**

Tabela 8: Sensibilidade antimicrobiana de Streptococcus Mutans

DROGA	STREPTOCOCCUS MUTANS (n=14)	
	NÃO.	PECENTAGEM
Amoxicilina	10	71.42%
Amoxicilina Clavulanato	12	85.71%
Cefixima	13	92.85%
Ceftriaxona	13	92.85%
Ciprofloxacina	09	64.28%
Ofloxacina	09	64.28%
Levofloxacina	07	50%
Eritromicina	08	57.14%
Clindamicina	13	92.85%
Tetraciclina	10	71.42%

Gráfico 7: Sensibilidade antimicrobiana do Streptococcus mutans

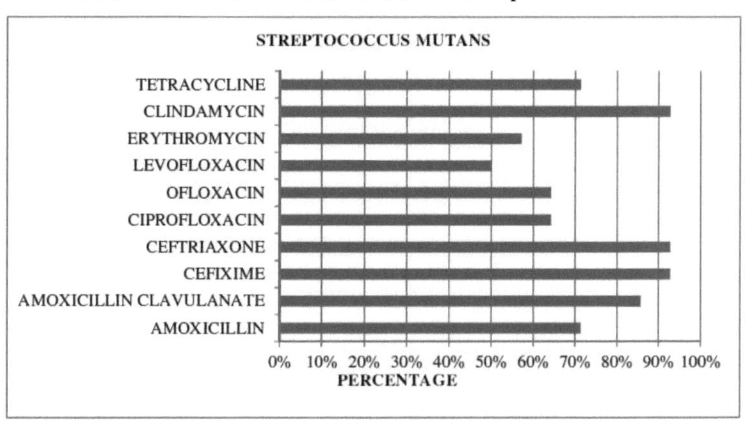

PSEUDOMONAS

- É um tipo de microrganismo aeróbio gram-negativo que se encontra em 05 (08,33%) dos casos de todos os microrganismos.

- A sensibilidade mais elevada foi observada para o *clavulanato de amoxicilina* 05 (100%), *a clindamicina* 05 (100%), *a ceftriaxona* 05 (100%) e *a cefixima* 05 (100%), seguidos da *amoxicilina* 04 (80%), da *tetraciclina* 04 (80%), da *ciprofloxacina* 04 (80%), *da ofloxacina*

04 (80%), *da eritromicina* 04 (80%) e da *levofloxacina* 04 (80%) **(quadro 9 e gráfico 8).**

Tabela 9: Sensibilidade antimicrobiana de Pseudomonas Aeruginosa

DROGA	PSEUDOMONAS (n=05)	
	NÃO.	PECENTAGEM
Amoxicilina	04	80%
Amoxicilina Clavulanato	05	100%
Cefixima	05	100%
Ceftriaxona	05	100%
Ciprofloxacina	04	80%
Ofloxacina	04	80%
Levofloxacina	04	80%
Eritromicina	04	80%
Clindamicina	05	100%
Tetraciclina	04	80%

Gráfico 8: Sensibilidade antimicrobiana de Pseudomonas Aeruginosa

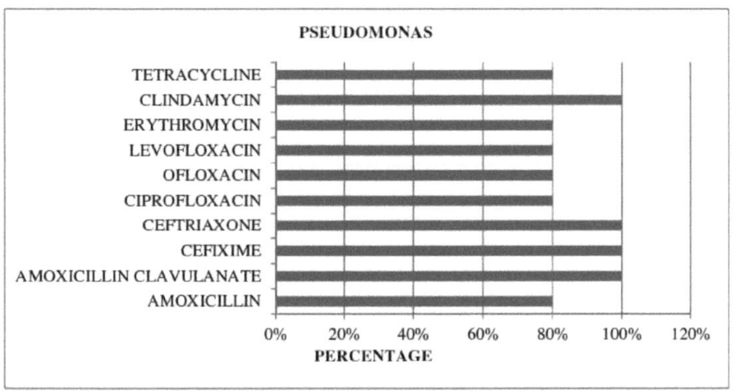

KLEBSIELLA

- É um tipo de microrganismo aeróbio gram-negativo que se encontra em 05 (08,33%) dos casos de todos os microrganismos.
- A sensibilidade mais elevada foi registada para a *cefixima* 05 (100%) e *a clindamicina* 05 (100%), seguida do *clavulanato de amoxicilina* 04 (80%), *ceftriaxona* 04 (80%), *amoxicilina* 04 (80%), *ciprofloxacina* 04 (80%), *ofloxacina* 04 (80%) e *tetraciclina* 04 (80%), com uma sensibilidade mínima para a *eritromicina* 03 (60%) e a *levofloxacina* 03 (60%) **(quadro 10 e gráfico 9)**.

Tabela 10: Sensibilidade antimicrobiana da Klebsiella Pneumoniae

DROGA	KLEBSIELLA (n=05)	
	NÃO.	PECENTAGEM
Amoxicilina	04	80%
Amoxicilina Clavulanato	04	80%
Cefixima	05	100%
Ceftriaxona	04	80%
Ciprofloxacina	04	80%
Ofloxacina	04	80%
Levofloxacina	03	60%
Eritromicina	03	60%
Clindamicina	05	100%
Tetraciclina	04	80%

Gráfico 9: Sensibilidade antimicrobiana da Klebsiella Pneumoniae

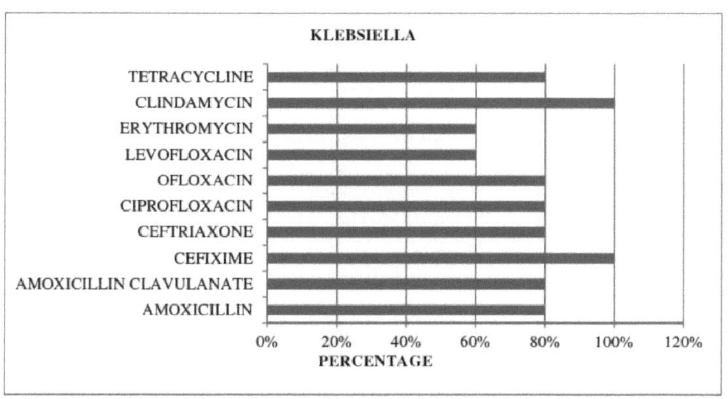

STAPHYLOCOCCUS EPIDERMIDIS

- É um tipo de microrganismo aeróbico gram positivo que é encontrado em 06 (10%) dos casos de todos os microrganismos.

- A sensibilidade mais elevada é registada para a *Amoxicilina* 06 (100%), *Cefixima* 06 (100%), *Ciprofloxacina* 06 (100%), *Clindamicina* 06 (100%), seguida da *Ceftriaxona* 05 (83.33%) com menor sensibilidade ao *clavulanato de amoxicilina* 04 (66,66%), à *tetraciclina* 04 (66,66%), à *ofloxacina* 04 (66,66%), à *eritromicina* 04 (66,66%) e à *levofloxacina* 03 (50%) **(Quadro 11 & Gráfico 10).**

Tabela 11: Sensibilidade antimicrobiana de Staphylococcus epidermidis

DROGA	STAPHYLOCOCCUS EPIDERMIDIS (n=06)	
	NÃO.	PECENTAGEM

Amoxicilina	06	100%
Amoxicilina Clavulanato	04	66.66%
Cefixima	06	100%
Ceftriaxona	05	83.33%
Ciprofloxacina	06	100%
Ofloxacina	04	66.66%
Levofloxacina	03	50%
Eritromicina	04	66.66%
Clindamicina	06	100%
Tetraciclina	04	66.66%

Gráfico 10: Sensibilidade antimicrobiana de Staphylococcus epidermidis

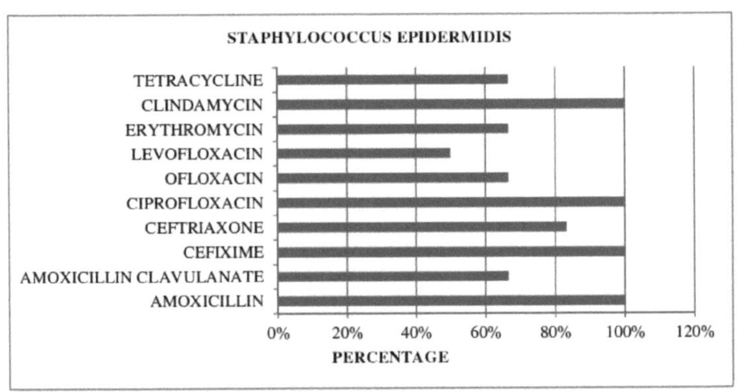

PEPTOSTREPTOCOCOS

- É um tipo de microrganismo anaeróbio gram positivo que se encontra em 05 (8,33%) dos casos de todos os microrganismos.

- A sensibilidade mais elevada é observada para a *ceftriaxona* 05 (100%), seguida da *amoxicilina* 04 (80%), *amoxicilina clavulanato* 04 (80%), *cefixima* 04 (80%), *ciprofloxacina* 04 (80%), *clindamicina* 04 (80%), *levofloxacina* 04 (80%), *tetraciclina* 04 (80%), com menor sensibilidade para a *ofloxacina* 03 (60%) e *eritromicina* 03 (60%) **(quadro 12 e gráfico 11)**.

Tabela 12: Sensibilidade antimicrobiana de Peptostreptococcus

DROGA	PEPTOSTREPTOCOCCUS (n=05)	
	NÃO.	PECENTAGEM
Amoxicilina	04	80%
Amoxicilina Clavulanato	04	80%
Cefixima	04	80%
Ceftriaxona	05	100%

Ciprofloxacina	04	80%
Ofloxacina	03	60%
Levofloxacina	04	80%
Eritromicina	03	60%
Clindamicina	04	80%
Tetraciclina	04	80%

Gráfico 11: Sensibilidade antimicrobiana de Peptostreptococcus

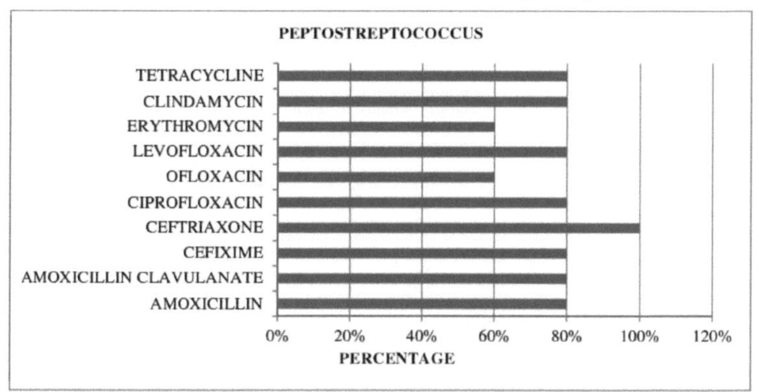

ACTINOMYCES

- É um tipo de microrganismo anaeróbio gram positivo que é encontrado em 02 (3,33%) dos casos de todos os microrganismos.

- A sensibilidade mais elevada é observada para a *amoxicilina* 02 (100%), *clavulanato de amoxicilina* 02 (100%), *cefixima* 02 (100%), *ciprofloxacina* 02 (100%), *ofloxacina* 02 (100%), *clindamicina* 02 (100%) com menor sensibilidade para a *ceftriaxona* 01 (50%), *levofloxacina* 01 (50%), *tetraciclina* 01 (50%) e *eritromicina* 01 (50%) **(quadro 13 e gráfico 12)**.

Quadro 13: Sensibilidade antimicrobiana de Actinomyces

DROGA	ACTINÓMICOS (n=02)	
	NÃO.	PECENTAGEM
Amoxicilina	02	100%
Amoxicilina Clavulanato	02	100%
Cefixima	02	100%
Ceftriaxona	01	50%
Ciprofloxacina	02	100%
Ofloxacina	02	100%

Levofloxacina	01	50%
Eritromicina	01	50%
Clindamicina	02	100%
Tetraciclina	01	50%

Gráfico 12: Sensibilidade antimicrobiana de Actinomyces

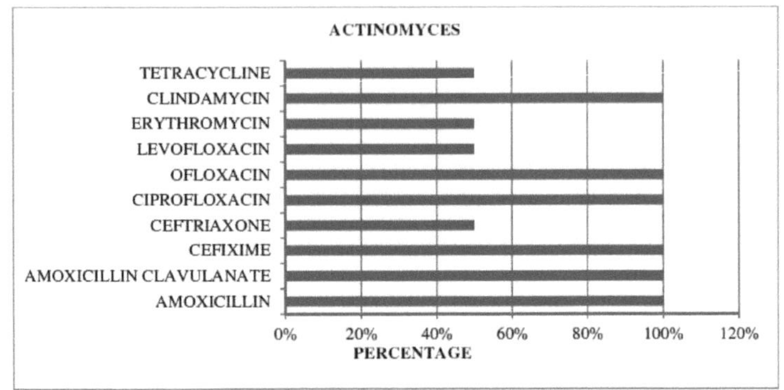

STREPTOCOCCUS SALIVARIUS

- É um tipo de microrganismo anaeróbio facultativo gram positivo que é encontrado em 03 (5%) dos casos de todos os microrganismos.
- A sensibilidade mais elevada é registada para a *cefixima* 03 (100%) e a *clindamicina* 03 (100%), seguida do *clavulanato de amoxicilina* 02 (66,66%), *ceftriaxona* 02 (66,66%), *ciprofloxacina* 02 (66.66%), *Ofloxacina* 02 (66,66%), *Levofloxacina* 02 (66,66%), *Eritromicina* 02 (66,66%), *Tetraciclina* 02 (66,66%) com menor sensibilidade à *Amoxicilina* 01 (33,33%) **(Tabela 14 & Gráfico 13)**.

Tabela 14: Sensibilidade antimicrobiana de Streptococcus salivarius

DROGA	STREPTOCOCCUS SALIVARIUS (n=03)	
	NÃO.	PECENTAGEM
Amoxicilina	01	33.33%
Amoxicilina Clavulanato	02	66.66%
Cefixima	03	100%
Ceftriaxona	02	66.66%
Ciprofloxacina	02	66.66%
Ofloxacina	02	66.66%
Levofloxacina	02	66.66%
Eritromicina	02	66.66%
Clindamicina	03	100%

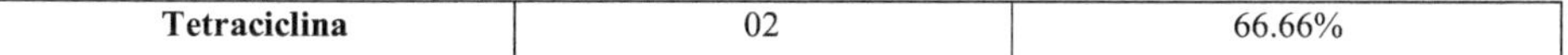

Tetraciclina	02	66.66%

Gráfico 13: Sensibilidade antimicrobiana do Streptococcus salivarius

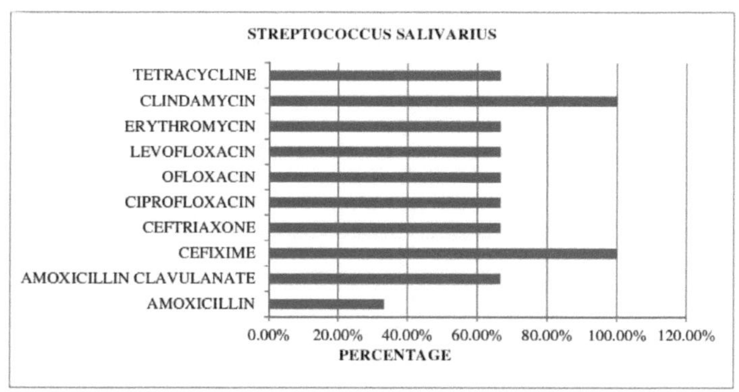

STREPTOCOCCUS SANGUIS

- É um tipo de microrganismo anaeróbio facultativo gram positivo que se encontra em 01 (1,67%) dos casos de todos os microrganismos.

- A sensibilidade mais elevada é observada para a *Cefixima* 01 (100%), *Clindamicina* 01 (100%), *Amoxicilina* 01 (100%), *Amoxicilina Clavulanato* 01 (100%), *Ceftriaxona* 01 (100%), *Ofloxacina* 01 (100%), *Eritromicina* 01 (100%), *Tetraciclina* 01 (100%), sem sensibilidade para a *Ciprofloxacina* 00 (00%) e *Levofloxacina* 00 (00%) **(Quadro 15 & Gráfico 14).**

Tabela 15: Sensibilidade antimicrobiana de Streptococcus sanguis

DROGA	STREPTOCOCCUS SANGUIS (n=01)	
	NÃO.	PECENTAGEM
Amoxicilina	01	100%
Amoxicilina Clavulanato	01	100%
Cefixima	01	100%
Ceftriaxona	01	100%
Ciprofloxacina	00	0%
Ofloxacina	01	100%
Levofloxacina	00	0%
Eritromicina	01	100%
Clindamicina	01	100%
Tetraciclina	01	100%

Gráfico 14: Sensibilidade antimicrobiana do Streptococcus Sanguis

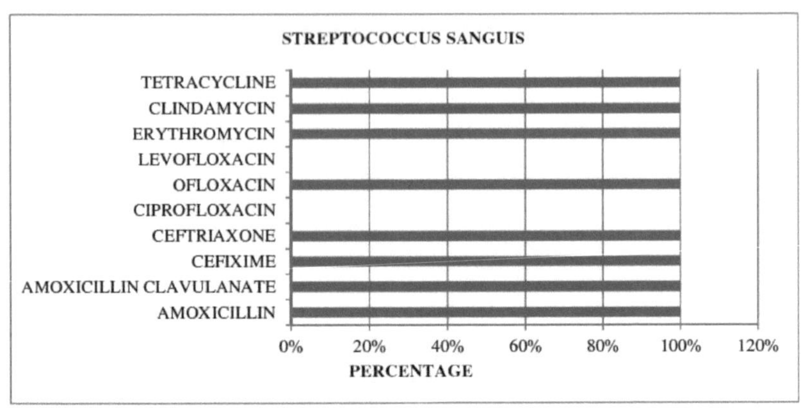

STREPTOCOCCUS MILLERI

- É um tipo de microrganismo anaeróbio facultativo gram positivo que se encontra em 01 (1,67%) dos casos de todos os microrganismos.
- A sensibilidade mais elevada é observada para a *Cefixima* 01 (100%), *Clindamicina* 01 (100%), *Amoxicilina* 01 (100%), *Amoxicilina Clavulanato* 01 (100%), *Ceftriaxona* 01 (100%), *Ciprofloxacina* 01 (100%), *Eritromicina* 01 (100%), *Tetraciclina* 01 (100%), sem sensibilidade para a *Ofloxacina* 00 (00%) e *Levofloxacina* 00 (00%) **(Quadro 16 & Gráfico 15).**

Quadro 16: Sensibilidade antimicrobiana de Streptococcus Milleri

DROGA	STREPTOCOCCUS MILLERI (n=01)	
	NÃO.	**PECENTAGEM**
Amoxicilina	01	100%
Amoxicilina Clavulanato	01	100%
Cefixima	01	100%
Ceftriaxona	01	100%
Ciprofloxacina	01	100%
Ofloxacina	00	0%
Levofloxacina	00	0%
Eritromicina	01	100%
Clindamicina	01	100%
Tetraciclina	01	100%

Gráfico 15: Sensibilidade antimicrobiana do Streptococcus Milleri

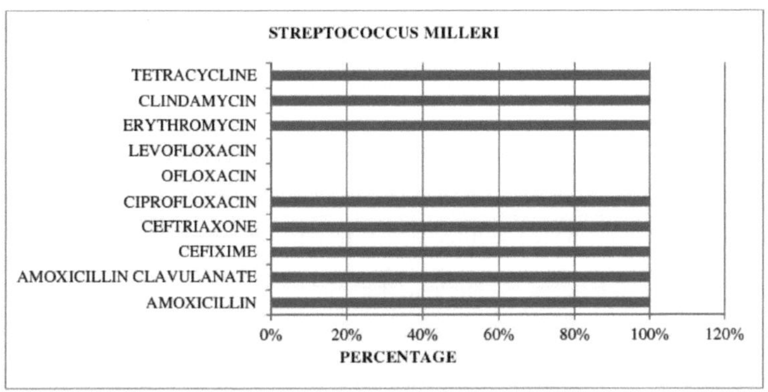

CAPÍTULO 7. DEBATE

As infecções odontogénicas são tipicamente polimicrobianas. A patogénese das infecções odontogénicas depende de uma relação sinérgica entre bactérias aeróbias e anaeróbias. Na última década, assistiu-se a uma mudança notável no comportamento das infecções odontogénicas. A gravidade destas infecções é muito maior do que no passado, exigindo um reconhecimento rápido da doença seguido de um tratamento imediato e mais agressivo.[59]

As infecções odontogénicas da região maxilofacial desempenham um papel importante, mesmo agora na era da quimioterapia antimicrobiana, devido ao perigo de propagação e complicações através da infeção geral e metastática. O conhecimento do espetro potencial dos agentes patogénicos, bem como do estado de resistência regional, é importante para uma quimioterapia racional.[1]

No nosso estudo, foram considerados sessenta pacientes com infecções odontogénicas. O grupo etário mais comummente envolvido situava-se entre os 29 e os 39 anos.

Dos 60 casos, 34 (56,67%) eram do sexo masculino, enquanto 26 (43,33%) eram do sexo feminino, o que demonstra que os homens são mais propensos a infecções odontogénicas do que as mulheres, o que foi corroborado por **Santosh AN et al (2014 - Bengaluru, Índia)**[59] , **Nagendra S. Chunduri et al (2012 - Hyderabad, Índia)**[1] e **Inderdeep Singh Walia et al (2014 - Wardha, Índia)**[63] no seu estudo. **Gaurav Kataria et al (2015 - Patiala, Índia)**[68] no seu estudo indicam que a possível predominância masculina na infeção odontogénica se deve ao facto de não irem ao dentista devido às suas preocupações. No entanto, não foi detectada tal predisposição em relação ao género ou à raça num estudo realizado por **Sato FR et al (2009 - São Paulo, Brasil)**.[69]

As bactérias isoladas no presente estudo consistiam em organismos aeróbicos e anaeróbicos, tendo-se verificado que 48 de 60 (80%) eram aeróbicos e 12 de 60 (20%) eram anaeróbicos, dos quais 38 (79,17%) eram aeróbicos gram positivos, 12 (100%) eram anaeróbicos gram positivos e 10 (20,83%) eram aeróbicos gram negativos. No nosso estudo, não foram registados isolados do espetro anaeróbio gram-negativo. Este achado é consistente com o estudo efectuado por **Santosh AN et al (2014 - Bengaluru, Índia)**[59] , **Inderdeep Singh Walia et al (2014 - Wardha, Índia)**[63] e **Aditi Mahalle et al (2014 - Pune, Índia)**.[60] A razão por detrás da maior predominância de bactérias aeróbias no nosso estudo deve-se possivelmente ao facto de os microrganismos aeróbicos não necessitarem de qualquer ambiente especial para o seu crescimento e cultura, ao passo que os métodos de cultura de microrganismos anaeróbicos são muito sensíveis e é necessário um frasco de gás anaeróbico para o seu crescimento. **Nagendra S. Chunduri et al (2012 - Hyderabad, Índia)**[1] e **Issac Liau (2015 - Adelaide, Austrália)**[65] no seu estudo revelaram uma maior predominância de organismos anaeróbios gram-negativos. As infecções causadas por organismos anaeróbios e gram-negativos aumentaram em comparação com relatórios anteriores na literatura médica e dentária. Este facto pode estar relacionado com melhorias nos métodos de isolamento e cultura de organismos anaeróbios.

Em organismos aeróbicos, Staphylococcus Aureus foi observado em 18 de 60 (30%), Streptococcus Mutans foi observado em 14 de 60 (23,33%), Klebsiella Pneumoniae em 05 de 60 (8,33%), Pseudomonas Aeruginosa em 05 de 60 (8.33%) e Staphylococcus Epidermidis em 06 de 60 (10%) dos casos, o que é consistente com os achados relatados por **Aditi Mahalle et al (2014 - Pune, Índia)**[60] , **Munson et al (2002 - Londres, Reino Unido)**[70] , **Inderdeep Singh Walia et al (2014 - Wardha, Índia)**[63] e **Rega AJ et al (2006 - Nova Jersey, EUA)**[40] nos quais Staphylococcus Aureus foram os organismos mais isolados. O isolamento de Staphylococcus Aureus tem significado clínico, uma vez que este tem uma elevada taxa de resistência a muitos antibióticos conhecidos. Esta elevada taxa de isolamento de estafilococos pode também dever-se à contaminação das culturas da pele, uma vez que a maioria das infecções foi drenada por via extra-oral.

Nos organismos anaeróbios, Peptostreptococcus foi observado em 05 de 60 (8,33%), Actinomyces em 02 de 60 (3,33%), Streptococcus Salivarius em 03 de 60 (5%), Streptococcus Sanguis em 01 de 60 (1,67%) e Streptococcus Milleri em 01 de 60 (1,67%) dos casos. Este achado está em concordância com o estudo realizado por

Kuriyama et al (2000 - Ishikawa, Japão)[25] , **Aditi Mahalle et al (2014 - Pune, Índia)**[60] e **Santosh AN et al (2014 - Bengaluru, Índia)**[59] em que os estreptococos viridans e os peptostreptococos foram os mais frequentemente isolados. De acordo com **Rachita Chengappa et al (2005 - Karnataka, Índia)**[71] , nas infecções odontogénicas, os anaeróbios facultativos mais frequentemente encontrados pertencem aos estreptococos do grupo viridans e aos estreptococos do grupo milleri, que são mais frequentemente isolados de abcessos dentários agudos e seios nasais drenantes e desempenham um papel importante na inibição da colonização de agentes patogénicos.

No presente estudo, verificou-se que todas as bactérias aeróbias e anaeróbias eram mais sensíveis à clindamicina, 47 em 48 (98%) e 11 em 12 (91,6%), respetivamente, o que está em conformidade com o estudo efectuado por **A. Heimdahl et al (1985 - Estocolmo, Suécia)**[13], **Mangundjaja S et al (1990 - Bandung, Indonésia)**[16], **Graham J. Roberts et al (1998 - Londres, Reino Unido)**[22] e **Curtis Gregoire (2010 - Nova Escócia)**[50] em que a clindamicina foi considerada o antibiótico mais suscetível. De acordo com **Curtis Gregoire (2010 - Nova Scotia)**[50], a clindamicina inibe a síntese proteica bacteriana e é bactericida em doses elevadas. A sua utilização tem aumentado nos últimos anos devido à crescente preocupação com a resistência à penicilina e deve ser considerada o antibiótico de eleição para o doente alérgico à penicilina. No entanto, estudos semelhantes de **Santosh AN et al (2014 - Bengaluru, Índia)**[59] e **Poeschl PW et al (2011 - Viena, Áustria)**[54] mostraram que a maior parte da resistência à clindamicina é mediada pelo gene msr A, que codifica o mecanismo de efluxo, ou pelo gene erm, que codifica as enzimas que conferem resistência induzível ou constitutiva aos macrólidos, como referido por **Kavitha Prabhu et al (2011 - Mangalore, Índia)**[72] no seu estudo.

Verificou-se que a cefixima, 46 em 48 (95,83%) e 11 em 12 (91,6%), é o segundo fármaco mais sensível para os organismos aeróbios e anaeróbios, respetivamente, o que é corroborado por **Nitin Suresh Fating et al (2014 - Nagpur, Índia)**[73] no seu estudo. As cefalosporinas de terceira geração, incluindo a cefixima, são utilizadas para tratar pneumonia adquirida na comunidade, sinusite, faringite e infecções do trato urinário e não são normalmente utilizadas para tratar infecções odontogénicas e, por conseguinte, podem não apresentar muita resistência a microrganismos de origem odontogénica, tal como referido por **Lauren L. Patton** e **Michael Glick.**[74] No entanto, de acordo com **You Chan (2003 - Taichung, Taiwan)**[33], observa-se uma menor sensibilidade da cefixima (62,5%) contra o Streptococcus Mutans. A resistência à cefixima, tal como a outras cefalosporinas, deve-se à incapacidade do antibiótico de atingir o local ativo e a modificações nas proteínas de ligação à penicilina (PBPs). Isto pode levar à ligação da cefalosporina a β-lactamases que hidrolisam o anel β-lactâmico e inactivam a cefalosporina.[75]

A ceftriaxona, com a sua sensibilidade de 44 em 48 (91,66%) e 10 em 12 (83.33%) em relação a organismos aeróbios e anaeróbios, é considerada como outro fármaco de eleição para o tratamento de infecções odontogénicas devido ao seu perfil de elevada sensibilidade, o que é apoiado por estudos realizados por **Aditi Mahalle et al (2014 - Pune, Índia)**[60] **e Santosh AN**

et al (2014 - Bengaluru, Índia)[59] que mostraram uma sensibilidade de quase 95-100% da ceftriaxona em relação a organismos aeróbios e anaeróbios de origem odontogénica. Para além de ser rentável, a duração relativamente curta do tratamento com a ceftriaxona diminui o risco de desenvolvimento de resistência microbiana. Além disso, as doses diárias mais baixas de Ceftriaxona (1 g) também reduzem a carga metabólica nos doentes afectados, tal como referido por **Hansel Gomez-Arambula et al (2015 - San Luis Potosi, México)**[76] . **Aaron Pickering et al (2014 - Pittsburgh, Pennsylvania)**[77] no seu estudo registou cerca de 60% de resistência da ceftriaxona a Staphylococcus Aureus sensível à meticilina. Embora o mecanismo de resistência à ceftriaxona em MSSA permaneça desconhecido, também foi registada alguma resistência noutras espécies de organismos, como a resistência em Streptococcus Pneumoniae, que está associada a mutações nas proteínas de ligação à penicilina para antibióticos β-lactâmicos (PBP 1A, 2B e 2X), enquanto a resistência em Neisseria Gonorrhoeae está associada a mutações no gene penA.[77]

O clavulanato de amoxicilina, com o seu perfil de sensibilidade de 41 em 48 (85,41%) e 10 em 12 (83,33%), também possui uma poderosa atividade antimicrobiana contra os principais agentes patogénicos aeróbios e anaeróbios em infecções odontogénicas orofaciais, respetivamente

o que é muito bem apoiado por **Nagendra S. Chunduri et al (2012 - Hyderabad, Índia)**[1] , **Miguel Bresco Salinas et al (2006 - Barcelona, Espanha)**[2] **e Sinan Cermet et al (2011 - Istambul, Turquia)**[7] nos seus estudos. A adição de inibidores da β-lactamase, como o clavulanato, à amoxicilina expandiu o espetro antimicrobiano do agente original para incluir muitas bactérias produtoras de β-lactamase, melhorando assim o seu perfil de sensibilidade.[1] **Rachita Chengappa et al (2005 - Karnataka, Índia)**[71] relataram cerca de 69,4% de resistência da amoxicilina clavulanato contra estreptococos em infecções odontogénicas, indicando a possibilidade de a maioria dos doentes ter sido previamente administrada com antibióticos β-lactâmicos. Como a combinação de Amoxicilina/Ácido Clavulânico foi eficaz em quase todos os isolados resistentes aos outros β-lactâmicos, pode-se sugerir que o mecanismo de resistência a esses fármacos ocorreu devido à produção de enzimas inativadoras, embora a ação de algumas β-lactamases não seja inibida pela adição de ácido clavulânico, como afirmado por **Elerson GAETTI-JARDIM JUNIOR et al (2007 - Brasil).**[43]

A amoxicilina, com 39 de 48 (81,25%) sensibilidades para microrganismos aeróbios e 09 de

12 (75%) sensibilidades para microrganismos anaeróbios, mostra que ainda pode ser utilizada para tratar uma grande variedade de infecções odontogénicas, o que é muito bem apoiado por **Nagendra S. Chunduri et al (2012 - Hyderabad, Índia)**[1] e **Matijevic S et al (2009 - Belgrado, Sérvia).**[49] A amoxicilina é considerada a primeira linha de tratamento para as infecções odontogénicas e tem um espetro de atividade mais amplo do que a penicilina V, mas não proporciona uma melhor cobertura no tratamento das infecções odontogénicas. O seu esquema de dosagem e a possibilidade de ser tomada com alimentos podem torná-la mais aceitável para os doentes, resultando numa melhor adesão, o que é muito bem referido numa literatura escrita por **Curtis Gregoire (2010 - Nova Escócia).**[50] O aumento da resistência à amoxicilina é referido na maioria dos estudos realizados por **Asati Rakesh Kumar (2013 - Surendranagar, Gujarat)**[57] , **Aditi Mahalle et al (2014 - Pune, Índia)**[60] , **Deepak Dwivedi et al (2010 - Bhopal, Índia).**[51] A maior parte da resistência deve-se a uma das várias β-lactamases codificadas por plasmídeos ou transposões, tais como TEM-1 (a mais comum, TEM-2) SHV-1, PSEs e OXAs. As enzimas codificadas por estes genes são tipicamente activas contra a ampicilina e outras penicilinas e, em menor grau, contra a terceira geração de antibióticos.[51]

No nosso estudo, a ciprofloxacina parece ser cerca de 37 de 48 (77,08%) sensível para os organismos aeróbios e 09 de 12 (75%) sensível para os organismos anaeróbios, o que é apoiado por **Ahtesham Ahmad et al (2016 - Latur, Índia)**,[78] **Munish Kohli et al (2009 - Lucknow, Índia)**[6] **e Rashi Bahl et al (2014 - Amritsar, Índia)**[58] em que a sensibilidade foi registada como sendo cerca de 70 a 85%. Foi proposto que a ciprofloxacina actua na subunidade A da DNA girase, que inibe e afecta o enrolamento do DNA, resultando na inibição da replicação do DNA e possivelmente da transcrição, dependendo do promotor.[79] Por outro lado, estudos semelhantes realizados por **Santosh AN et al (2014 - Bengaluru, Índia)**[59] e **Asati Rakesh Kumar (2013 - Surendranagar, Gujarat)**[57] mostraram que a ciprofloxacina é um antibiótico resistente na maioria dos organismos aeróbicos de infecções odontogénicas. A resistência às fluoroquinolonas surge tipicamente como resultado de alterações nas enzimas alvo (DNA girase e topoisomerase IV) e de alterações na entrada e no efluxo do fármaco. As mutações são seleccionadas primeiro no alvo mais suscetível: DNA girase, em bactérias gram-negativas, ou topoisomerase IV, em bactérias gram-positivas. Mutações adicionais no próximo alvo mais suscetível, bem como nos genes que controlam a acumulação do fármaco, aumentam ainda mais a resistência, de modo que os isolados mais resistentes têm mutações em vários genes. A resistência às quinolonas também pode ser mediada por plasmídeos que produzem a proteína Qnr, que protege os alvos das quinolonas da inibição. Embora a Qnr, por si só, produza apenas uma resistência de baixo nível, a sua presença facilita a seleção de mutações de resistência de nível superior, contribuindo assim para o aumento alarmante da resistência às quinolonas, tal como referido por **George A. Jacoby (2005)**[80] na sua literatura.

Em alguns casos do nosso estudo, a tetraciclina revelou uma sensibilidade de 36 em 48 (75%) e de 09 em 12 (75%) para organismos aeróbios e anaeróbios, respetivamente, o que está correlacionado com o estudo realizado por **Rachita Chengappa et al (2005 - Karnataka, Índia),**[71] **K. C. Ndukwe et al (2004 - Nigéria)**[35] e **Emad H.**

Abdulla et al (2009 - Tikrit, Iraque)[4] que mostra que a sensibilidade varia entre 67,3 e 81,8%. Está bem estabelecido que as tetraciclinas inibem a síntese proteica bacteriana ao impedir a associação do aminoacil-RNAt com o ribossoma bacteriano. Por conseguinte, para interagir com os seus alvos, estas moléculas atravessam um ou mais sistemas de membranas, consoante o organismo suscetível seja gram positivo ou gram negativo.[81] **Asati Rakesh Kumar (2013 - Surendranagar, Gujarat)**[57] no seu estudo mencionou a sensibilidade limitada da tetraciclina, que foi registada como sendo de cerca de 60%. A resistência à tetraciclina (Tc) é mediada por um de vários mecanismos: efluxo de Tc, proteção do local de ligação da Tc através da ligação de proteínas citoplasmáticas específicas ao ribossoma, modificação da Tc ou modificação do 16S rRNA no local de ligação da Tc. Estes mecanismos são facilitados por mais de 20 grupos diferentes de proteínas de resistência às tetraciclinas. Várias destas proteínas - as mais conhecidas são a Tet(M) e a Tet(O)- são parálogos da GTPase translacional EF-G6 e removem ativamente a Tc do ribossoma de uma forma dependente da hidrólise do GTP.[82]

A sensibilidade da ofloxacina com 35 de 48 (73%) no nosso estudo é apoiada por **Kabanova Arina Akexandrovna (2015 - Bielorrússia)**[83] em que mostrou 72% de sensibilidade da ofloxacina em relação a Pseudomonas Aeruginosa. A ofloxacina também apresenta uma sensibilidade de 08 em 12 (66,66%) para microrganismos anaeróbios no nosso estudo. O seu mecanismo de ação é semelhante ao de outras fluoroquinolonas e actua impedindo que o ADN bacteriano se desenrole e duplique através da Topoisomerase II. A sua elevada sensibilidade à Pseudomonas Aeruginosa apoia ainda mais a sua utilização como medicamento antimicrobiano alternativo para o tratamento de infecções odontogénicas, tal como referido por **Nakade Dhanraj B (2012 - Kolhapur, Índia).**[84] Contudo, de acordo com **George K Sandor (1998)**[24] , uma vez que a sua atividade contra bactérias gram positivas é marginal, a utilização de fluoroquinolonas no tratamento de infecções odontogénicas agudas não deve ser considerada devido a possíveis alterações nas enzimas alvo (DNA girase e topoisomerase IV).

No nosso estudo, a eritromicina apresenta uma sensibilidade limitada de 34 em 48 (70,83%) e de 08 em 12 (66,66%) relativamente a organismos aeróbios e anaeróbios, respetivamente, em comparação com outros medicamentos antimicrobianos sensíveis. Estes resultados são corroborados por **Nagendra S. Chunduri et al (2012 - Hyderabad, Índia)**[1] e **Miguel Brescó Salinas et al (2006 - Barcelona, Espanha)**[2] , que demonstram uma sensibilidade limitada da eritromicina para isolados de infecções odontogénicas. Interfere com a translocação de aminoacilo, impedindo a transferência do ARNt ligado ao local A do complexo de ARNr para o local p do complexo de ARNr. A eritromicina apresenta uma atividade bactericida e, apesar da sua sensibilidade limitada, continua a ser prescrita em alguns locais para utilização em infecções orais em crianças. A resistência máxima foi registada em estudos realizados por **Osazuwa F et al (2010 - Gombe, Nigéria)**[3] e **Inderdeep Singh Walia et al (2014 - Wardha, Índia).**[63] Foram levantadas preocupações sobre a adequação da eritromicina no tratamento de infecções odontogénicas graves. A eritromicina não é eficaz contra as espécies de Fusobacterium e os estreptococos orais, que são mais frequentemente isolados de infecções odontogénicas graves do que de infecções mais ligeiras.[85] A resistência à eritromicina nos estreptococos é mediada por dois mecanismos principais. O efluxo de fármacos, também referido como fenótipo M, é codificado pelo gene mefA e resulta numa resistência de baixo nível à eritromicina. A resistência pode também ser devida à metilação do local de ligação do fármaco no ribossoma, que medeia a resistência aos macrólidos.[86]

A maioria dos casos no nosso estudo mostrou resistência à levofloxacina e relatou ter uma sensibilidade de cerca de 31 em 48 (64,58%) e 07 em 12 (58,33%) para isolados aeróbios e anaeróbios, respetivamente, o que está em concordância com o estudo realizado por **Asati Rakesh Kumar (2013 - Surendranagar, Gujarat)**[57] , no qual foi registada uma sensibilidade de 66,3%. Uma vez que os valores da concentração inibitória mínima da levofloxacina foram elevados num estudo de **Nagendra S. Chunduri et al (2012 - Hyderabad, Índia)**.[1] Assim, o benefício da prescrição de levofloxacina para infecções odontogénicas orofaciais pode ser pequeno. No entanto, em contradição, foi relatada uma sensibilidade muito elevada de cerca de 90,9% no estudo realizado por **Santosh AN et al (2014 - Bengaluru)**[59] porque a atividade deste medicamento não é afetada pela produção de β-lactamase.

Os dados de sensibilidade e resistência analisados acima demonstram que a presença de resistência na flora oral é um problema internacional. Foram realizados estudos em vários países e quase todos constataram a presença de um grau de resistência aos antibióticos em determinados comensais orais, frequentemente associados a infecções dentárias específicas.[87] Existem várias recomendações que podem ser sugeridas com base nas provas actuais. Se forem necessários antibióticos empíricos, podem ser considerados os seguintes. A amoxicilina continua a ser o antimicrobiano de primeira escolha. Se os padrões locais de resistência antimicrobiana indicarem uma elevada prevalência de resistência à amoxicilina, deve ser considerada como alternativa a utilização de amoxicilina em combinação com ácido clavulânico. A clindamicina continua a ser uma alternativa para os indivíduos alérgicos ao grupo de antibióticos da penicilina.[88] É ativa contra alguns anaeróbios orais e bactérias facultativas e tem a vantagem de uma boa penetração óssea.[89] A sua utilização tem aumentado nos últimos anos devido à crescente preocupação com a resistência à penicilina. Por exemplo, substituiu a penicilina como antibiótico recomendado para o tratamento de infecções odontogénicas no Sanford Guide to Antimicrobial Therapy.[90]

Além disso, a eritromicina, a tetraciclina e a levofloxacina não se revelaram muito eficazes. Assim, são desejáveis outros agentes antimicrobianos alternativos para o tratamento de infecções odontogénicas orofaciais. A ceftriaxona é uma cefalosporina semi-sintética nova, de terceira geração, com uma semi-vida longa que resultou na recomendação do esquema de administração recomendado de uma vez por dia, por via intravenosa ou intramuscular (IM). Possui um amplo espetro de atividade contra bactérias aeróbias Grampositivas e negativas e algumas bactérias anaeróbias. Como demonstrado aqui e em estudos anteriores, e devido às suas propriedades farmacocinéticas adequadas, tanto a ceftriaxona como a cefixima apresentam uma excelente tolerabilidade, uma semi-vida longa e uma elevada biodisponibilidade para o seu emprego no tratamento de infecções odontogénicas.[76]

Além disso, a vigilância regular da suscetibilidade antimicrobiana é essencial para monitorizar os padrões de resistência em cada zona. Deve ser introduzida uma política antibiótica eficaz a nível nacional e estatal e projectos de orientações para preservar a eficácia dos antibióticos e para uma melhor gestão dos doentes. A resistência aos agentes antimicrobianos é um problema emergente que exigiu que os clínicos alterassem a terapêutica empírica para doenças como a meningite bacteriana e levou os investigadores de laboratório a repensar as estratégias de teste. A taxa de desenvolvimento de organismos resistentes está relacionada com a sua exposição a agentes antimicrobianos. As estratégias de controlo devem incluir orientações para uma utilização prudente dos agentes antimicrobianos. O CDC desenvolveu recomendações para ajudar os médicos a utilizar estes agentes de forma sensata para evitar o desenvolvimento e a propagação de organismos resistentes. O aparecimento e a propagação da resistência podem ser reduzidos através da utilização adequada ou cuidadosa de medicamentos antimicrobianos e da sensibilização da população para os perigos da utilização inadequada de antimicrobianos através de campanhas de educação para a saúde pública.[57]

A sensibilidade é um fator importante, mas outros factores abaixo indicados também devem ser seriamente considerados na seleção dos agentes antimicrobianos para uma infeção. Por exemplo, o custo dos medicamentos para um tratamento completo, a via de administração (oral, parentérica, etc.), a idade (se o doente for um recém-nascido, o cloranfenicol está contraindicado) e a gravidez (as tetraciclinas estão contra-indicadas). Devem também ser considerados outros factores, como as reacções alérgicas a medicamentos como os antibióticos β-lactâmicos, a cinética dos medicamentos e a sua concentração no local-alvo, bem como o modo e a frequência de administração, o efeito bactericida ou bacteriostático, a relação eficácia/segurança, o estado imunológico do doente e as reacções adversas aos medicamentos.[57]

CAPÍTULO 8. RESUMO E CONCLUSÃO

As infecções odontogénicas são normalmente ligeiras e facilmente tratadas, podendo apenas requerer a administração de um antibiótico. Por outro lado, as infecções odontogénicas podem ser mais complexas e exigir uma incisão e drenagem, ou podem ser complicadas e exigir que o doente seja internado no hospital. Algumas infecções que ocorrem na cavidade oral podem ser evitadas se o cirurgião utilizar uma profilaxia antibiótica adequada. O ambiente microbiológico também tem bactérias que são resistentes a muitos antibióticos, esta alteração na sensibilidade aos antibióticos é atualmente o resultado esperado da utilização generalizada de antibióticos. Os dados laboratoriais relativos à bacteriologia e à suscetibilidade microbiana são informações cruciais para o clínico que está a considerar a administração de terapia antimicrobiana. No entanto, a obtenção desses dados pode demorar vários dias ou mesmo mais tempo. Por conseguinte, é aceitável uma abordagem racional pragmática à seleção empírica de antibióticos, se a escolha se basear em dados científicos e na experiência contemporânea com a flora em constante evolução das infecções orofaciais. Foi, portanto, com este objetivo que o estudo seguinte foi concebido.

O objetivo deste estudo prospetivo transversal foi não só isolar e identificar os micróbios responsáveis pelas infecções odontogénicas comuns, mas também determinar o padrão de suscetibilidade aos antibióticos das bactérias aeróbias e anaeróbias isoladas aos antibióticos comuns.

Foram seleccionados 60 pacientes diagnosticados com infecções odontogénicas que levaram à formação de abcessos, mas sem terapêutica antibiótica prévia, que visitaram o Departamento de Medicina Oral e Radiologia da Faculdade de Medicina Dentária e Centro de Investigação de Maitri, Durg. Depois de assinarem o consentimento informado, os indivíduos foram submetidos a uma aspiração fechada ou o pus foi recolhido com uma zaragatoa estéril. O conteúdo aspirado foi imediatamente esvaziado em Robertson's Cooked Meat Media e, em seguida, o meio de transporte e a zaragatoa foram transportados para o Departamento de Microbiologia para cultura e teste de suscetibilidade a antibióticos. As amostras de pus foram processadas e foram efectuados e comunicados esfregaços de coloração de Gram. Para a cultura aeróbia, as amostras foram inoculadas em ágar nutriente, ágar sangue e ágar Mac Conkey. A incubação foi efectuada aerobicamente a 37^0 C durante 18 a 24 horas. Para a cultura anaeróbia, a amostra foi inoculada em ágar nutriente e ágar sangue e semeada. Estas placas foram mantidas dentro de um frasco de gás anaeróbio e incubadas a 37^0 C durante 48 a 72 horas. As placas foram observadas quanto à formação de colónias. As colónias foram identificadas pela coloração de Gram para morfologia, hemólise e sensibilidade aos antibióticos. As zonas de inibição foram medidas e registadas como sensíveis e resistentes, conforme indicado no método de Kirby-Bauer. Os testes de sensibilidade aos antibióticos para os isolados foram efectuados em ágar Muller Hinton pelo método de difusão em disco de Kirby-Bauer.

Os aeróbios predominantes foram o Staphylococcus Aureus (30%), seguido do Streptococcus Mutans (23,33%) e os organismos anaeróbios isolados foram o Peptostreptococcus (8,33%), o grupo dos Estreptococos Viridans (8,33%) e o Actinomyces (3,33%). A sensibilidade mais elevada foi registada para a clindamicina (98% para os aeróbios e 91,6% para os anaeróbios), a cefixima (95,83% para os aeróbios e 91,6% para os anaeróbios) e a ceftriaxona (91,66% para os aeróbios e 83,33% para os anaeróbios), enquanto a menor sensibilidade foi registada para a levofloxacina (64,58% para os aeróbios e 58,33% para os anaeróbios). A percentagem máxima de resistência foi registada para a levofloxacina (35,42% para os aeróbios e 41,67% para os anaeróbios) e a mínima para a clindamicina (2% para os aeróbios e 8,4% para os anaeróbios). O antibiótico mais eficaz contra os organismos Staphylococcus foi a Clindamicina, a Cefixima, a Amoxicilina e a Ciprofloxacina, enquanto o menos eficaz foi a Levofloxacina. O antibiótico mais eficaz contra os organismos Streptococcus foi a Clindamicina, a Cefixima e a Ceftriaxona e o menos eficaz foi a Levofloxacina. O antibiótico mais eficaz contra os organismos anaeróbios foi a ceftriaxona. As elevadas taxas de resistência à Levofloxacina indicaram que a Clindamicina pode ser utilizada como uma boa alternativa nestes casos.

As infecções odontogénicas resultam da mistura de organismos aeróbios e anaeróbios. A escolha do antibiótico depende do local da infeção e do microrganismo isolado. As penicilinas de espetro alargado em combinação com inibidores da β-lactamase, a lincosamida, especificamente a clindamicina, a cefalosporina de terceira geração, em particular a cefixima e a ceftriaxona, devem ser consideradas como a primeira linha de medicamentos devido à sua eficácia. As fluoroquinolonas, nomeadamente a ciprofloxacina e a ofloxacina, e a tetraciclina, juntamente com a eritromicina, podem ser consideradas no tratamento de isolados resistentes a outros antibióticos. No entanto, no nosso estudo, a levofloxacina mostra um benefício questionável como medicamento de primeira escolha no tratamento de infecções odontogénicas.

No presente estudo, apercebemo-nos de que é necessário um tamanho de amostra maior em diferentes populações com uma maior variedade de antibióticos para validar melhor os nossos resultados.

BIBLIOGRAFIA

1. Chunduri NS, Madasu K, Goteki VR, Karpe T, Reddy H. Avaliação do espetro bacteriano das infecções orofaciais e da sua suscetibilidade aos antibióticos. Ann Maxillofac Surg 2012; 2:46-50.

2. Brescó-Salinas M, Costa-Riu N, Berini-Aytés L, Gay-Escoda C. Antibiotic susceptibility of the bacteria causing odontogenic infections. Med Oral Patol Oral Cir Bucal 2006; 11:E70-5.

3. Osazuwa F, Adewolu Olusanya Adebayo, Alli OAT, Osazuwa EO. Bacteriologia das Infecções Orofaciais em Gombe, Nigéria. Academia Arena 2010; 2(12):82 □ 84.

4. Emad H. Abdulla, Haitham Y. Mohammed, Maha I. Abdulaziz. Antibiotics Sensitivity Test as an important investigation measure in the Management of Odontogenic Abscesses (Teste de sensibilidade aos antibióticos como uma medida de investigação importante na gestão de abcessos odontogénicos): Clinical Study. Tikrit Journal of Pure Science 2009; 14(2): 18-20.

5. Michael Miloro, G. E. Ghali, Peter E. Larsen, Peter D. Waite. Peterson's Principles of Oral and Maxillofacial Surgery (Princípios de Cirurgia Oral e Maxilofacial de Peterson). Segunda edição. BC Decker Inc 2004; p. 282-298.

6. Munish Kohli, Asha Mathur, Monica Kohli, Saif Rauf Siddiqui. Avaliação in vitro da flora microbiológica de infecções orofaciais. J Maxillofac Oral Surg 2009; 8(4): 329333.

7. Sinan §ermet, Mü§erref Asuman Akgün, §ükran Atamer-§im§ek. Perfil de Prescrição de Antibióticos na Gestão de Doenças Orais entre Dentistas em Istambul. Jornal do Instituto de Ciências da Saúde da Universidade de Marmara Volume: 1, Número: 1, 2011; 35-41.

8. Betty A. Forbes, Daniel F. Sahm, Alice S. Weissfeld. Bailey's Diagnostic Microbiology. 12th edition, 2007: 181.

9. Lalitha MK. Manual sobre testes de suscetibilidade antimicrobiana. Assoc. Indiana de Med. Microbiol., 2005; pp: 46.

10. Robert J. Fass, Joseph F. Scholand, Glenn R. Hodges, Samuel Saslaw. Clindamicina no tratamento de infecções anaeróbicas graves. Ann Intern Med. 1973;78(6):853- 859.

11. Gabrielson ML, Stroh E. Eficácia dos antibióticos nas infecções odontogénicas. J Oral

Surg. 1975 Aug;33(8):607-10.

12.Hunt DE, King TJ, Fuller GE. Antibiotic suseptibility of bacteria isolated from oral infections (Suscetibilidade antibiótica de bactérias isoladas de infecções orais). J Oral Surg. 1978 Jul; 36(7):527-9.

13.Kannangara DW, Thadepalli H, McQuirter JL. Bacteriologia e tratamento de infecções dentárias. Oral Surg Oral Med Oral Pathol. 1980 Aug;50(2):103-9.

14.A. Heimdahl, L. Von Konow, T. Satoh, C. E. Nord. Aparência Clínica das Infecções Orofaciais de Origem Odontogénica em Relação aos Achados Microbiológicos. Journal Of Clinical Microbiology, agosto de 1985; 22(2), p. 299-302.

15.Gilmore WC, Jacobus NV, Gorbach SL, Doku HC, Tally FP. A prospective doubleblind evaluation of penicillin versus clindamycin in the treatment of odontogenic infections. J Oral Maxillofac Surg. 1988 Dec; 46(12):1065-70.

16.Mangundjaja S, Hardjawinata K. Clindamicina versus ampicilina no tratamento de infecções odontogénicas. Clin Ther. 1990 May-Jun;12(3):242-9.

17.L. Von Konow, P. A. Kondell, C. E. Nord, A. Heimdahl. Clindamicina versus Fenoximetilpenicilina no Tratamento de Infecções Orofaciais Agudas. Eur. J. Clin. Microbiol. Infect. Dis., dezembro de 1992; 11(12): p. 1129-1136.

18.Sunardi Mangundjaja, Karlina Hardjawinata. Clindamicina Isolada Comparada com Clindamicina Ibuprofeno para Infecções Odontogénicas. Current Therapeutic Research. dezembro de 1996; 57(12): p. 913-926.

19.Lee SC, Kim YG, Ryu DM, Lee BS, Oh SH, Yoon OB, Park YJ. Estudo clínico sobre as infecções do espaço fasical da região oral e maxilofacial nos últimos 5 anos. J Korean Assoc Oral Maxillofac Surg. 1997 Jan; 23(1):106-116.

20.Aura Lucía Leal, Elizabeth Castañeda. Suscetibilidade aos antibióticos do Streptococcus pneumoniae que coloniza a nasofaringe de crianças colombianas com pneumonia. Pan Am J Public Health 1997; 2(4): p. 253-259.

21.Vigil GV, Wayman BE, Dazey SE, Fowler CB, Bradley DV Jr. Identificação e sensibilidade antibiótica de bactérias isoladas de lesões periapicais. J Endod. 1997 Feb; 23(2):110-4.

22.Graham J. Roberts, Rosamund Watts, Peter Longhurst, Paul Gardner. Bacteremia de origem dentária e sensibilidade antimicrobiana após procedimentos cirúrgicos orais em crianças. Academia Americana de Odontopediatria 1998; 20: 1. p. 28-36.

23.CF Adriaenssen. Comparação da Eficácia, Segurança e Tolerabilidade da Azitromicina e Co-amoxiclav no Tratamento de Abcessos Periapicais Agudos. The Journal of International Medical Research 1998; 26: 257-265.

24.George K. Sandor, D. E. Low, P. L. Judd, R. J. Davidson. Antimicrobial treatment options in the management of odontogenic infections (Opções de tratamento antimicrobiano no tratamento de infecções odontogénicas). Journal of Canadian Dental Association julho-agosto de 1998; 64(7): p. 508-514.

25.Kuriyama T, Karasawa T, Nakagawa K, Saiki Y, Yamamoto E, Nakamura S. Características bacteriológicas e suscetibilidade antimicrobiana em isolados de infecções odontogénicas orofaciais. Oral Surg Oral Med Oral Pathol Oral Radiol Endod. 2000 Nov; 90(5):600-8.

26.Eick S, Pfister W, Korn-Stemme S, Mägdefessel-Schmutzer U, Straube E. Patogéneo e espetro de resistência em infecções intra-orais da área maxilo-facial com especial referência a bactérias anaeróbias. Mund Kiefer Gesichtschir. 2000 Jul; 4(4):234-9.

27.Mushtaq I. Parker, Sameer M. Khateery. Uma análise retrospetiva das infecções orofaciais que requerem hospitalização em Al Madinah, Arábia Saudita. Saudi Dental Journal, Vol. 13, No. 2, maio - agosto de 2001; p. 96-100.

28.Han JK, Kerschner JE. Streptococcus milleri: um organismo para infecções e abcessos da cabeça e do pescoço. Arch Otolaryngol Head Neck Surg. 2001 Jun; 127(6):650-4.

29.Storoe W, Haug RH, Lillich TT. A face em mudança das infecções odontogénicas. J Oral Maxillofac Surg. 2001 Jul;59(7):739-48; discussão 748-9.

30.T. Kuriyama, T. Karasawa, K. Nakagawa, S. Nakamura, E. Yamamoto. Suscetibilidade antimicrobiana de infecções odontogénicas orofaciais a 11 antibióticos ß-lactâmicos. Oral Microbiology Immunology 2002: 17: 285-289.

31.Bratton TA, Jackson DC, Nkungula-Howlett T, Williams CW, Bennett CR. Gestão de infecções odontogénicas complexas em múltiplos espaços. J Tenn Dent Assoc. 2002 outono;82(3):39-47.

32.Sobottka I, Cachovan G, Stürenburg E, Ahlers MO, Laufs R, Platzer U, Mack D. In vitro activity of moxifloxacin against bacteria isolated from odontogenic abscesses. Antimicrob Agents Chemother. 2002 Dec;46(12):4019-21.

33.You Chan, Chi-Ho Chan. Resistência aos antibióticos de bactérias patogénicas de infecções odontogénicas em Taiwan. J Microbiol Immunol Infect 2003; 36:105-110.

34.J. Craig Baumgartner, Tian Xia. Antibiotic Susceptibility of Bacteria Associated with Endodontic Abscesses (Suscetibilidade a antibióticos de bactérias associadas a abcessos endodônticos). Journal of Endodontics janeiro de 2003; 29(1): p. 44-47.

35.Ndukwe, K. C., Okeke, I. N., Akinwande, J. A., Aboderin, A. O., Lamikanra, A. Bacteriologia e Perfil de Suscetibilidade Antimicrobiana de Agentes de Infecções Orofaciais em Nigerianos. Jornal Africano de Microbiologia Clínica e Experimental 2004; 5(3): p. 272-277.

36.Bascones A, Aguirre JM, Bermejo A, Blanco A, Gay-Escoda C, Gonzalez-Moles MA et al. Declaração de Consenso sobre o Tratamento Antimicrobiano de Infecções Bacterianas Odontogénicas. Med Oral Patol Oral Cir Bucal 2004; 9:363-76.

37.Huang TT, Liu TC, Chen PR, Tseng FY, Yeh TH, Chen YS. Infeção profunda do pescoço: análise de 185 casos. Head Neck. 2004 Oct;26(10):854-60.

38.Rahman, Z.A.A.; Hamimah, H.; Bunyarit, S.S. Padrões Clínicos das Infecções Oro-faciais. Anais de Medicina Dentária 2005; 12 (1). pp. 18-23.

39.Y. Refoua. Um Estudo de Streptococcus Viridans na Região Maxilofacial. Jornal de Medicina Dentária, Universidade de Ciências Médicas de Teerão 2005; 2(4): p. 174-177.

40.Rega AJ, Aziz SR, Ziccardi VB. Microbiologia e sensibilidade aos antibióticos das infecções do espaço da cabeça e pescoço de origem odontogénica. J Oral Maxillofac Surg. 2006 Sep;64(9):1377-80.

41.Al-Haroni MH, Skaug N, Al-Hebshi NN. Prevalência de bactérias subgengivais resistentes às aminopenicilinas e ao metronidazol em pacientes dentários do Iémen e da Noruega. Int J Antimicrob Agents. 2006 Mar;27(3):217-23.

42.Boyanova L, Kolarov R, Gergova G, Deliverska E, Madjarov J, Marinov M, Mitov I. Anaerobic bacteria in 118 patients with deep-space head and neck infections from the University Hospital of Maxillofacial Surgery, Sofia, Bulgaria. J Med Microbiol. 2006

Sep;55(Pt 9):1285-9.

43.Elerson GAETTI-JARDIM JÚNIOR, Luís Fernando LANDUCCI, Samira Âmbar LINS, Evanice Menezes Marçal VIEIRA, Sérgio Ricardo De OLIVEIRA. Suscetibilidade de Anaeróbios Estritos e Facultativos Isolados de Infecções Endodônticas ao Metronidazol e B-Lactâmicos. J Appl Oral Sci. 2007; 15(6):539-45.

44.Roberto López-Píriz, Lorenzo Aguilar, Maria José Giménez. Tratamento da infeção odontogénica de origem pulpar e periodontal. Med Oral Patol Oral Cir Bucal 2007;12:E154-9.

45.Maestre JR, Bascones A, Sánchez P, Matesanz P, Aguilar L, Giménez MJ, Pérez-Balcabao I, Granizo JJ, Prieto J. Bactérias odontogénicas na doença periodontal e padrões de resistência a antibióticos comuns utilizados como tratamento e profilaxia em odontologia em Espanha. Rev Esp Quimioter. 2007 Mar; 20(1):61-7.

46.Al-Nawas B, Maeurer M. Infecções bacterianas odontogénicas graves versus locais: comparação de isolados microbianos. Eur Surg Res. 2008; 40(2):220-4.

47.Warnke PH, Becker ST, Springer IN, Haerle F, Ullmann U, Russo PA, Wiltfang J, Fickenscher H, Schubert S. Penicilina comparada com outros antibióticos avançados de largo espetro relativamente à atividade antibacteriana contra agentes patogénicos orais isolados de abcessos odontogénicos. J Craniomaxillofac Surg. 2008 Dec; 36(8):462-7.

48.Gabriela Bancescu, Adrian A. Bancescu, Andreea C. Didilescu, Marian V. Constantinescu. Antimicrobial susceptibility of Prevotella isolates from abscesses of fascial spaces of the face and neck. Revista Romana de Medicina de Laborator Vol. 17, Nr. 4, Decembrie 2009; p. 37-42.

49.Matijevic S, Lazic Z, Kuljic-Kapulica N, Nonkovic Z. Terapia antimicrobiana empírica do abcesso dentoalveolar agudo. Vojnosanit Pregl. 2009 Jul; 66(7):544-50.

50.Curtis Gregoire. Qual é a melhor forma de gerir as infecções odontogénicas? J Can Dent Assoc 2010; 76(2): p. 114-116.

51.Deepak Dwivedi, Rakesh Kumar Patidar, Sapna Kushwah, Tejram Kushwah, Mukesh Kushwah, Sarika Amdekar, Vinod Singh. Estudo do mecanismo molecular de suscetibilidade a antibióticos contra infecções orais polimicrobianas. Nature Precedings : hdl:

10101/npre.2010.5291.1.

52.R. Sánchez, E. Mirada, J. Arias, J.R. Paño, M. Burgueño. Infecções odontogénicas graves: Factores epidemiológicos, microbiológicos e terapêuticos. Med Oral Patol Oral Cir Bucal. 2011 Aug 1; 16 (5):e670-6.

53.Lee Y Q, Kanagalingam J. Bacteriologia dos abcessos profundos do pescoço: uma revisão retrospetiva de 96 casos consecutivos. Singapore Med J 2011; 52(5): 351-355.

54.Poeschl PW, Crepaz V, Russmueller G, Seemann R, Hirschl AM, Ewers R. Agentes patogénicos endodônticos que causam infecções do espaço cervical profundo: impacto clínico de diferentes técnicas de amostragem e suscetibilidade antibiótica. J Endod. 2011 Sep; 37(9):1201-5.

55.Babatunde O. Akinbami (2012). Aetio-Patogénese e Padrão Clínico das Infecções Orofaciais, Cirurgia Maxilofacial, Prof. Leon Assael (Ed.), InTech, DOI: 10.5772/35643. Disponível em: http://www.intechopen.com/books/maxillofacial- surgery/aetio-pathogenesis-and-clinical-pattern-of-orofacial-infections.

56.Onur Gonul, Sertac Aktop, Tulin Satilmis, Hasan Garip e Kamil Goker (2013). Odontogenic Infections, A Textbook of Advanced Oral and Maxillofacial Surgery, Prof. Mohammad Hosein Kalantar Motamedi (Ed.), InTech, DOI: 10.5772/54645. Disponível em: http://www.intechopen.com/books/a-textbook-of-advanced-oral-and- maxillofacial-surgery/odontogenic-infections.

57.Asati Rakesh Kumar. Antimicrobial Sensitivity Pattern of *Staphylococcus aureus* isolated from Pus Fromtertiary Care Hospital, Surendranagar, Gujarat and Issues Related to the Rational Selection of Antimicrobials. Sch. J. App. Med. Sci., 2013; 1(5):600-605.

58.Rashi Bahl, Sumeet Sandhu, Kanwardeep Singh, Nilanchal Sahai, Mohita Gupta. Infecções odontogénicas: Microbiology and management. Contemp Clin Dent. 2014 Jul-Set; 5(3): 307-311.

59.Santosh AN, Viresh AN, Sharmada BK. Microbiologia e sensibilidade aos antibióticos da infeção do espaço odontogénico. Int J Med e Dent Sci 2014; 3(1):303-313.

60.Mahalle A, Deshmukh R, Mahalle A. Avaliação da suscetibilidade antibiótica de bactérias isoladas do abcesso piogénico de origem dentária. JDRSD 2014; 1:6-10.

61.Bruno Veronez, Fernando Pando de Matos, Marcelo Silva Monnazzi, Alexander Tadeu

Sverzut, Cassio Edvard Sverzut, Alexandre Elias Trivellato. Infeção maxilofacial. Uma avaliação retrospetiva de oito anos. Braz J Oral Sci. abril-junho de 2014, Volume 13, Número 2, p. 98-103.

62. Patankar A, Dugal A, Kshirsagar R, Hariram Singh V, Mishra A. Avaliação da flora microbiana em infecções do espaço orofacial de origem odontogénica. Natl J Maxillofac Surg 2014; 5:161-5.

63. Inderdeep Singh Walia, Rajiv M. Borle, D. Mehendiratta, Abhilasha O. Yadav. Microbiology and Antibiotic Sensitivity of Head and Neck Space Infections of Odontogenic Origin (Microbiologia e sensibilidade aos antibióticos das infecções do espaço da cabeça e do pescoço de origem odontogénica). J. Maxillofac. Oral Surg. (Jan-Mar 2014) 13(1):16-21.

64. Richard Kityamuwesi, Louis Muwaz, Arabat Kasangaki, Henry Kajumbula, Charles Mugisha Rwenyonyi. Características da infeção odontogénica piogénica em pacientes atendidos no Hospital Mulago, Uganda: um estudo transversal. BMC Microbiology (2015) 15:46.

65. Issac Liau, J. Han, K. Bayetto, A. Cheng, P. Sambrook, A. Goss. Tendências microbiológicas contemporâneas em infecções odontogénicas graves da cabeça e do pescoço. Conferência Internacional de Cirurgia Oral e Maxilofacial, outubro de 2015: Disponível em: http://www.icoms2015.com/session/contemporary-microbiological-trends-in- severe-odontogenic-infections-of-the-head-and-neck.

66. Agência de Proteção da Saúde (2008). *Inoculação de meios de cultura.* National Standard Method QSOP 52 Issue 1. http://www.hpa- standardmethods.org.uk/pdf bacteriology.asp.

67. Instituto de Normas Clínicas e Laboratoriais. Padrões de desempenho para testes de suscetibilidade antimicrobiana; Vigésimo quarto suplemento informativo. Documento CLSI M100-S24 (ISBN 1-56238-897-5 [Impresso]; ISBN 1-56238-898-3 [Eletrónico]). Clinical and Laboratory Standards Institute, 950 West Valley Road, Suite 2500, Wayne, Pennsylvania 19087 USA, 2014.

68. Kataria G, Saxena A, Bhagat S, Singh B, Goyal I, Vijayvergia S, Sachdeva P. Prevalência de infecções odontogénicas do espaço profundo do pescoço (DNSI): uma análise retrospetiva de 76 casos de DNSI. Int J Otorhinolaryngol Head Neck Surg 2015; 1:11-6.

69. Sato FR, Hajala FA, Freire Filho FW, Moreira RW, de Moraes M. Estudo retrospetivo de

oito anos de infecções de origem odontogénica num programa de pós-graduação em cirurgia oral e maxilofacial. J Oral Maxillofac Surg. 2009 May; 67(5):1092-7.

70.Munson MA, Pitt-Ford T, Chong B, Weightman A, Wade WG. Molecular and cultural analysis of the microflora associated with endodontic infections (Análise molecular e cultural da microflora associada a infecções endodônticas). J Dent Res. 2002 Nov; 81(11):761-6.

71.Rachita Chengappa, Mangala Rakaraddi, Asim Mustafa Khan, Veena Narayanan, Jijin Mekaddath, Krupashankar Rangaswamy. Suscetibilidade Antibiótica Primária contra Streptococci em Infecções Odontogénicas - Um Estudo Clínico. Int. J. Pharm. Sci. Drug Res. novembro-dezembro, 2015, Vol. 7, Edição 6 (474-477).

72.Kavitha Prabhu, Sunil Rao, Venkatakrishna Rao. Inducible Clindamycin Resistance in Staphylococcus aureus Isolated from Clinical Samples (Resistência Induzível à Clindamicina em Staphylococcus aureus Isolados de Amostras Clínicas). J Lab Physicians. 2011 Jan-Jun; 3(1): 25-27.

73.Nitin Suresh Fating, D. Saikrishna, G. S. Vijay Kumar, Sujeeth Kumar Shetty, M. Raghavendra Rao. Deteção da Flora Bacteriana em Infecções do Espaço Orofacial e o seu Perfil de Sensibilidade aos Antibióticos. J Maxillofac Oral Surg. 2014 Dec; 13(4): 525532.

74.Lauren L. Patton, Michael Glick. O Guia Prático da ADA para Pacientes com Condições Médicas. setembro de 2015, ©2016, Wiley-Blackwell.

75.Programa Nacional de Informação sobre Antibióticos. http://www.antibiotics-info.org/cefixime.html. Direitos de autor © 2016 antibiotics-info.org. Todos os direitos reservados.

76.Hansel Gómez-Arámbula, Antonio Hidalgo-Hurtado, Rosaura Rodríguez-Flores, Ana-María González- Amaro, Arturo Garrocho-Rangel, Amaury Pozos-Guillén. Moxifloxacin versus Clindamicina/Ceftriaxona no tratamento de processos infecciosos odontogénicos maxilofaciais: Um ensaio clínico preliminar, intrahospitalar e controlado. Clin Exp Dent. 2015;7(5):e634-9.

77.Aaron Pickering, Rahman Hariri, Lee H. Harrison, Jane W. Marsh, Amatullah Tasneem, Henry Freedy, Laura Wilson, Hector Bonilla. A ocorrência comum de Staphylococcus aureus sensível à meticilina resistente à ceftriaxona□ em um hospital universitário comunitário. Clin Infect Dis. 2014 Mar 14. Page: 1-10.

78.Ahtesham Ahmad, Syed Ahmad, Sheikh Samir, Sandesh Chougule, Nilofar Ahtesham. Estudo microbiológico e gestão de infecções do espaço odontogénico da cabeça e do pescoço - um estudo prospetivo e uma revisão. IntJ.Curr.Microbiol.App.Sci (2016) 5(2): 845-853.

79.L. J. Chalkley, H. J. Koornhof. Antimicrobial Activity of Ciprofloxacin against Pseudomonas aeruginosa, Escherichia coli, and Staphylococcus aureus Determined by the Killing Curve Method: Comparações de antibióticos e interacções sinérgicas. Antimicrobial Agents And Chemotherapy, agosto de 1985; 28(2), p. 331-342.

80.George A. Jacoby. Mechanisms of Resistance to Quinolones (Mecanismos de Resistência às Quinolonas). Clinical Infectious Diseases 2005; 41:S120-6.

81.Ian Chopra, Marilyn Roberts. Antibióticos de tetraciclina: Mode of Action, Applications, Molecular Biology, and Epidemiology of Bacterial Resistance (Modo de ação, aplicações, biologia molecular e epidemiologia da resistência bacteriana). Microbiology And Molecular Biology Reviews, junho de 2001; 65(2): p. 232-260.

82.Wen Li, Gemma C. Atkinson, Nehal S. Thakor, U" lar Allas, Chuao-chao Lu, Kwok- Yan Chan, Tanel Tenson, Klaus Schulten, Kevin S. Wilson, Vasili Hauryliuk, Joachim Frank. Mecanismo de resistência à tetraciclina pela proteína de proteção ribossómica Tet(O). Nature Communications 2013; 4:1477.

83.Kabanova Arina Akexandrovna, Pohodenko-Chudakova Irina Olegovna. A capacidade de formar um biofilme por agentes infecciosos odontogénicos obtidos de pacientes com processos pioinflamatórios odontogénicos de várias prevalências. Revista europeia de ciências biomédicas e da vida, 2015; 2: p. 60-65.

84.Nakade Dhanraj B. Antibiotic sensitivity of common Bacterial Pathogens against selected Quinolones (Sensibilidade antibiótica de agentes patogénicos bacterianos comuns contra quinolonas seleccionadas). Revista ISCA de Ciências Biológicas. maio de 2012, Vol. 1(1), 7779.

85.L. D. Addy, M. V. Martin. Clindamicina e medicina dentária. British Dental Journal, 9 de julho de 2005, Volume 199, NO. 1. p. 23-26.

86.M. Desjardins, K. L. Delgaty, K. Ramotar, C. Seetaram, B. Toye. Prevalence and Mechanisms of Erythromycin Resistance in Group A and Group B *Streptococcus:*

Implications for Reporting Susceptibility Results [Prevalência e Mecanismos de Resistência à Eritromicina em *Streptococcus* do Grupo A e do Grupo B: Implicações para a Comunicação de Resultados de Suscetibilidade]. Journal of Clinical Microbiology, Dez. 2004, Vol. 42, No. 12, p. 5620-5623.

87. Louise C. Sweeney, Jayshree Dave, Philip A. Chambers, John Heritage. Antibiotic resistance in general dental practice-a cause for concern? Journal of Antimicrobial Chemotherapy (2004) 53, 567-576.

88. Shweta, S Krishna Prakash. Abcesso dentário: Uma revisão microbiológica. Dent Res J (Isfahan). 2013 SepOct; 10(5): 585-591.

89. Najla Saeed Dar-Odeh, Osama Abdalla Abu-Hammad, Mahmoud Khaled Al-Omiri, Ameen Sameh Khraisat, Asem Ata Shehabi. Práticas de prescrição de antibióticos por dentistas: uma revisão. Therapeutics and Clinical Risk Management 2010:6 301-306.

90. Gilbert DN, Moellering RC Jr, Eliopoulos GM, Chambers HF, Saag MS, editores. Guia de Sanford para terapia antimicrobiana. 39ª ed. 2009.

ANEXO 1: FICHA DE HISTORIAL DO CASO

Nome: **N.º de OPD:**

Idade: **Data:**

Género: **Endereço:**

Queixa principal:

História da doença atual:

História médica anterior:

História dentária anterior:

Hábito:

Sintomas: LOCAL

☐ Inchaço ☐ Descarga Dor + inchaço ☐ Dor + corrimento

☐ Dor + Inchaço + Corrimento Inchaço + corrimento

☐ Um Sintoma ☐ 1-3 Sintomas ☐ Mais de 1-3 Sintomas

SISTÉMICA

☐ Febre Febre + Mal-estar Ausente

HISTÓRIA

Duração da dor

□ > semana □ < semana Ausente

Duração do inchaço

□ > semana □ < semana □ Ausente

Progresso do inchaço

□ Aumento □ Reduzido □ Constante Ausente

EXAME

Tamanho do inchaço

< 2 cm de diâmetro 2-4 cm □ > 5 cm Ausente

Consistência do inchaço

□ Suave Empresa Misto Ausente

Dentes envolvidos

□ Incisivos Caninos □ Pré-molares □ Molares Combinação

Mandíbula envolvida

Maxila Mandíbula

Sítio envolvido

Periapical □ Dentoalveolar Espaço fascial

Espaço envolvido

Bucal Caninos Infra-orbital Submental

Submandibular □ Massetor Múltiplos Ausente

Nódulos linfáticos

□ Submental Submandibular □ Ausente

MODO DE RECOLHA

Aspiração apertada Esfregaço

EXAME DO ESPÉCIME

Quantidade drenada:

Quantidade recolhida:

Cor:

Coerência:

RESULTADOS

Isolados identificados

Aeróbico	Anaeróbio	Grama +	Gram -

Suscetibilidade a antibióticos

Sensível	Resistente

ANEXO 2: FORMULÁRIO DE CONSENTIMENTO

Li ou foi-me lida a informação acima referida. Tive a oportunidade de fazer perguntas sobre o assunto e todas as perguntas que fiz foram respondidas de forma satisfatória. Autorizo voluntariamente a minha participação neste estudo.

Nome do participante ____________________________

Assinatura do participante ___________________________

Date ______________________________

Dia/Mês/Ano

Se for analfabeto

Testemunhei a leitura exacta do formulário de consentimento ao potencial participante, e o indivíduo teve a oportunidade de fazer perguntas. Confirmo que a pessoa deu o seu consentimento livremente.

Nome da testemunha _______________________________

Impressão digital em polegar do participante

Assinatura da testemunha ________________________

Date ________________________________

Dia/Mês/Ano

Declaração do investigador/pessoa que recolhe o consentimento

Li corretamente a ficha de informação ao potencial participante e, na medida das minhas possibilidades, certifiquei-me de que o participante compreende que será feito o seguinte

1. Radiografia, se indicado
2. Colheita de amostra por esfregaço
3. Colheita de amostra por aspiração

Confirmo que foi dada ao participante a oportunidade de colocar questões sobre o estudo e que todas as questões colocadas pelo participante foram respondidas corretamente e da melhor forma possível. Confirmo que o indivíduo não foi coagido a dar o seu consentimento e que o mesmo foi dado de forma livre e voluntária.

Foi fornecida ao participante uma cópia do presente formulário de consentimento informado.

Nome do investigador/pessoa que recolhe o consentimento ______________________

Assinatura do investigador/pessoa que recolhe o consentimento ______________________

Data ___________________

Dia/Mês/Ano

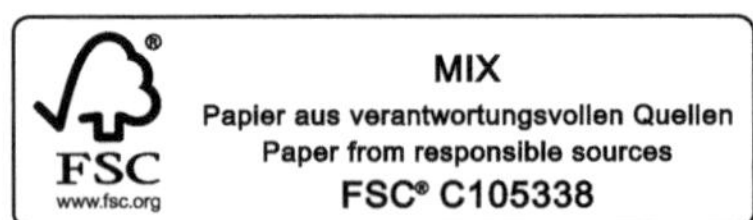

Printed by Books on Demand GmbH, Norderstedt / Germany